AF198268

Das Buch

Anton (*1950) erkrankt anno 1985 an einer schweren endogenen paranoiden Schizophrenie. Sein Leben liegt in Trümmern. Doch in seinem Lebenslauf wäre die Erkrankung vorhersehbar gewesen, wenn die Medizin damals schon weiter gewesen wäre. Stattdessen wurden die Patienten damals weggesperrt. Ein äußerst mühevoller steiniger Weg führt ihn aus dem Sumpf von Psychose und Depressionen. Anton hält Rückschau und lässt sein Leben noch einmal an sich vorbeiziehen.

Der Autor

Manfred Kruse schreibt seit anno 2001 hauptsächlich für sich selbst, und zwar Zeitzeugenberichte und Sachthemen, die ihn interessieren. Dieses vorliegende Buch erzählt eine authentische Lebensgeschichte. Die Namen sind frei erfunden.

Manfred Kruse

Jenseits jeglicher Realität

Der Weg in die Schizophrenie und zurück

ISBN Softcover: 978-3-347-91652-4

Druck und Distribution im Auftrag des Autors:
tredition GmbH, An der Strusbek 10, 22926 Ahrensburg, Germany

Inhaltsverzeichnis

1. Kindheit, anno 1950-1959 9
2. Volksschule, anno 1956-1959 23
3. Volksschule, anno 1959-1962 31
4. Mittelschule, anno 1962-1966 41
5. Lehrzeit Starkstromelektriker, anno 1966-1969 49
5.1 Eignungstest, die ersten Monate 49
5.2 Lehrwerkstatt 1967 55
5.3 E-Betriebe Stahlkonzern 58
5.4 Impressionen Stahlkonzern 69
5.5 Tagesschicht Eb5 1968 79
6. Bundeswehrzeit, anno 1969-1971 83
6.1 Rekrutenausbildung 83
6.2 Unteroffizier-Anwärter-Ausbildung, anno 1970 89
6.3 Seine Frau Sabine kennengelernt 92
6.4 Unteroffizier, anno 1970-1971 93
6.5 Munitionswache anno 1970 100
7. Warten auf den Studienplatz 104
7.1 VDI-Seminar zu Vorbereitung auf das Studium 104
7.2 Elektriker, Fachoberschule, anno 1971-1972 106
8. Studium, anno 1972-1975 110
8.1 Beschreibung Ingenieurstudium 110

8.2 Anfänge der Schizophrenie beim Studium 120
9. Hochzeit mit Sabine anno 1975 124
10. Diplomingenieur, anno 1975-1985 125
10.1 Beruf 125
10.2 privat 129
10.3 Tätigkeitsprofil, anno 1975-1985 133
10.4 Vollgas in den Wahn, anno 1980-1985 143
11. Zusammenbruch, Psychiatrie, anno 1985-1988 145
11.1 Alte Heil- und Pflegeanstalt 145
11.2 psychiatrische Tagesklinik 151
11.3 stationäre psychiatrische Langzeittherapie 153
11.4 Bezirkskrankenhaus 156
12. Martyrium, 1988-1992 157
12.1 Situation daheim 157
12.2 Beschäftigungstherapie beim Arbeitgeber 159
12.3 Gesprächstherapie bei Psychologin 161
13. Antons Verhältnis zur Familie 1988-1995 163
13.1 Antons Verhältnis zu seiner Frau 163
13.2 Antons Verhältnis zu seinen Kindern 165
13.3 Antons Verhältnis zu seinen Eltern 166
14. Die Zeit danach, anno 1992-2003 168
14.1 Tagestrukturierung 168

14.2 Verborgene Talente suchen 171
14.3 Besuche beim Hausarzt 172
14.4 Rauchen aufgegeben 1995.....................................174
15. Der Weg aus der Lebenskrise, anno 2003-2020.......175
15.1 Hobbys pflegen und fördern.................................175
15.2 Leben ohne Tag- Nacht-Rhythmus 185
15.3 langfristige Ziele verfolgen 186
15.4 Kurskorrekturen vornehmen.................................188
15.5 Termine beim Psychiater......................................190
16. Symptomfrei, anno 2020-2023................................191
17. Warum Lehre emotional wichtiger als Studium.......193
18. War der Zusammenbruch vermeidbar.......................198
19. Mathematik ist romantisch.......................................200
20. Woher der vorliegende Buchtitel kommt 201
21. Nachwort 202

1. Kindheit, anno 1950-1959

Anton ist in einem typisch kleinbürgerlichen Milieu in einer westdeutschen Großstadt aufgewachsen, wohlbehütet als Einzelkind, in den 50er Jahren.

„Hast du ein Taschentuch dabei?“ fragte seine Mutter jedes Mal, wenn er die Wohnung verließ. Oder Anton wurde aufgefordert: „Mach vor dem Onkel einen schönen Diener“.

Sein Vater hat Anton zum Streben angehalten, damit er es einmal besser hat im Leben und bemerkte dann: „Du kannst auch deinen Doktor machen. Ich zahle deine Ausbildung.“

Antons Vater war nämlich 1915 in einem kleinen Dorf geboren worden in sehr ärmlichen Verhältnissen und hatte keinen Beruf gelernt.

Das Mietshaus war direkt nach dem Krieg gebaut worden mit 8 Wohnungen. Tristesse herrschte vor, wie damals üblich, grauer Zementputz an der Fassade und weiß gestrichene Holzfenster mit Einfachverglasung, die im Winter durch Eisblumen zufroren.

Im Treppenhaus führte eine dunkelbraune Holztreppe zu den einzelnen Stockwerken. Die Stufen waren geschlossene Holzkästen, die beim Begehen laut knarrten. Antons Eltern wohnten mit ihm im Dachgeschoss.

In der Wohnung von Antons Familie waren die Zimmer recht klein, wie in der Nachkriegszeit bei den Neubauten noch üblich. Beim Eintritt in die Wohnung gelangte man in einen quadratischen Flur. Links ab ging es in eine Küche mit Gasherd und Autogeiser für das Warmwasser. Dort hatten noch ein Küchentisch und 3 Küchenstühle Platz.

Vom Flur aus dahinter, links ab ging es in ein Badezimmer mit Waschbecken, Klosett und Dusche. Beim Klosett war der Spülkasten hoch oben an der Wand montiert und beim Ziehen an der Kette schoss das Wasser durch ein Fallrohr herunter in das Klosett zum Wegspülen.

Gerade aus vom Flur war das Schlafzimmer. Von dort ging es weiter ins Kinderzimmer. Rechts ab vom Flur kam man ins Wohnzimmer. Alle Zimmer hatten Schrägwände mit Dachgauben und Fenster mit Einfachverglasung. Die Fenster gingen nach außen auf, sodass Antons Mutter sich beim Putzen rücklings auf den Fenstersims setzen musste, um die Außenflächen zu putzen. Außerdem waren die Fensterscheiben durch Sprossen geteilt. Wohnzimmer, Schlafzimmer und Kinderzimmer hatten Ofenheizung an jeweils separatem Schornstein.

Die Wohnung war mit rotbraunen Steinfußböden ausgestattet, die regelmäßig gebohnert werden mussten. Die Wohnungstür hatte einen Türspion, um zu sehen, wer im Treppenhaus stand.

Unten im Keller von Antons Miethaus befand sich die Waschküche und die Kellerabteile für die 8 Familien. In dem Kellerabteil von Antons Eltern waren eine Kartoffelhorte und eine Ecke, wo die die Eierkohlen und Kohlebriketts lagerten.

Wenn der Kohlehändler Kohle anlieferte, hat der Arbeiter die Kohle in einem Jutesack geschultert und die Kellertreppe heruntergetragen; um den Sack dann in der Raumecke auszuschütten. Den leeren Jutesack nahm er dann wieder mit. Er trug als Kopfbedeckung eine Kapuze mit langer Schleppe aus Jute, die weit seinen Rücken herunterhing, um Haare und Kleidung vor dem Kohlestaub zu schützen.

In der Waschküche standen große in Stein eingemauerte Waschbottiche aus Metall, die unten mit Kohle beheizt wurden, um die Seifenlauge für die Wäsche zu erhitzen. Die Hausfrauen haben mit einem großen Holzlöffel die Wäsche im Bottich umgerührt.

Außerdem wurden stärker verschmutzte Stellen der Kleidung auf einem Waschbrett gerubbelt und mit

Kernseife nachbehandelt. Nach dem Waschen wurde die Wäsche im Hof hinter dem Mietshaus zum Trocknen auf die Wäscheleine mit Wäscheklammern aufgehängt.

In der Nachkriegszeit waren die Menschen teilweise noch abergläubisch. Den Kindern wurde von den Erwachsenen auch Angst eingejagt, um sie zu disziplinieren. Antons Eltern erzählten ihm, dass unten im Kohlenkeller der Butzemann wohnt, ein finsterer Geselle. Die Märchen, die Antons Mutter ihm vorlas, waren brutal, so z.B. der Struwwelpeter mit drastischen Erziehungsmethoden.

Draußen auf der Straße gab es etliche furchteinflößende Menschen zu sehen, z.B. verstümmelte Kriegsversehrte, die bettelten. Anton wurde brav und angepasst erzogen vom Elternhaus und von der Schule. So wie sein Vater als Polizeiwachtmeister seinen Vorgesetzten gehorchte, musste Anton „spuren", wie man damals zu sagen pflegte.

Antons Vater konnte sehr jähzornig werden und wurde dann vor Wut rot im Gesicht, wenn Anton nicht gehorchte oder etwas anstellte. Ansonsten waren Antons Vater und Mutter liebevolle Eltern.

Oft kamen Hausierer an die Haustür, um aus ihrem Bauchladen, der ihnen vor der Brust hing, Schnürsenkel, Kernseife, Streichhölzer, etc. zu verkaufen. Ein Bauer hat Kartoffelschalen für seine Schweine gesammelt und abgeholt. Auch kam der Lumpensammler vorbei, der laut sang: „Lumpen, Knochen und Papier, der Lumpenmann ist hier“.

Der Lebensstandard war bescheiden, weil viele Menschen in Kriegszeiten ihren Besitz verloren hatten und neu anfangen mussten. Um Geld zu sparen, haben viele Frauen geschneidert und Kleidung selbst genäht. Auch war es verbreitet, auf einem Stück Land Gemüse anzubauen und ein Schwein fett zu machen.

In der Nachkriegszeit gab es viele Automarken, die es heute nicht mehr gibt. Meistens waren es Kleinwagen, die spartanisch ausgestattet waren, z. B. der Kabinenroller von Messerschmidt oder die „Knutschkugel von BMW-Isetta. Außerdem gab es noch den DKW und Borgward. Es fuhren auch viele Kleinlaster herum mit nur 3 Rädern, welche im Führerhaus mit einer Art Fahrradlenker gesteuert wurden.

Anstatt eines Blinklichts beim Abbiegen, klappte seitlich ein Winker mechanisch heraus. Die Autos wurden mit Zwischengas beim Schalten in einen anderen Gang gefahren, weil die Getriebe nicht synchronisiert waren.

Sicherheitsstandards, wie Sicherheitsgurte, Kopfstützen, Airbag, Stahlgürtelreifen, Knautschzone in der Karosserie gab es nicht. Das Innere der Autos war rein funktionell ohne jeden Komfort ausgestattet. Beim Getriebe gab es anstelle der Knüppelschaltung auch viel die Lenkradschaltung.

Die Lastautos hatten den Motor nicht unter dem Führerhaus, sondern vor dem Führerhaus als Motorhaube. Sattelschlepper gab es nicht, sondern stattdessen Lastautos mit Anhänger. Es gab viele kleine Tankstellen, obwohl es nur wenig Autoverkehr gab. An den Tankstellen hat ein Tankwart Benzin in den Tank gefüllt. Bei vielen Tankstellen konnten die Autofahrer ihre Autos vom Tankwart manuell waschen, konservieren und polieren lassen.

Die Straßenbahn damals war mit Holzbänken ausgestattet und hatte Schiebetüren, die während der Fahrt aufstanden. Einige Leute sind beim Anfahren noch schnell aufgesprungen. Der Schaffner saß auf einer Art Podest und hat die Fahrscheine verkauft, die er von einem Block abriss und abstempelte. In jedem Waggon saß ein eigener Schaffner, weil er durch den Straßenbahnzug nicht durchlaufen konnte.

Der Schaffner hat per Mikrofon und Lautsprecher jede einzelne Haltestelle angesagt. Der Fahrer stand halbsitzend auf einer Art Fahrradsattel und hat die Geschwindigkeit mit einer Kurbel gesteuert. Vor jeder

Weiche im Schienengleis musste der Fahrer aussteigen und manuell mit einer Stange die Weiche stellen.

Als Anton in den 1960er Jahren seine Lehre machte, fuhr noch so eine altmodische Straßenbahn vom Straßenbahn-Depot ins Industriegebiet. Mit dieser Straßenbahn-Linie ist Anton täglich zur Lehrstelle gefahren.

Im Stadtgebiet waren noch viele zerbombte Häuser zu sehen, deren Schutt aber mittlerweile weggeräumt war. Die Hausruinen sahen gespenstisch aus und erinnerten an den Zweiten Weltkrieg. Besonders schlimm war es Richtung Stadtmitte.

Anton hat als kleiner Junge seine Eltern oft gefragt, warum diese Häuser kaputt sind. Aber wie soll man einem kleinen Kind den Krieg erklären. Zwischen den einzelnen Häuserzeilen gab es viele unbebaute Grundstücke.

Antons Mutter erzog ihn im christlichen Glauben und lehrte ihn das Beten. Das tägliche Tischgebet hieß: „Komm Herr Jesus sei unser Gast und segne, was du uns bescheret hast.“ Das Nachtgebet lautete: „Ich bin klein, mein Herz sei rein, soll niemand drin wohnen als Jesus allein.“ So gut und schön, aber Anton hatte massive Ängste, dass er nicht in den Himmel kommt, wenn er nicht brav ist.

Das damalige Stichwort hieß, man darf nicht „böse“ sein und muss Vater und Mutter ehren und ihnen stets gehorchen. Im Alter von etwa 5 Jahren hat Anton einmal tüchtig geweint, weil er nicht groß werden wollte. Er wollte immer klein bleiben und bei seinen Eltern bleiben. Der von seiner Mutter ihm vermittelte Glaube war für Anton eine große Bürde und auch mit seelischen Qualen verbunden.

Als Anton beim Eintritt in die Pubertät zum Glauben auf kritische Distanz ging, um sich sein eigenes Weltbild zu schaffen, hat Antons Mutter ihn zornig ausgeschimpft und gesagt, er wäre ein Heide (Ungläubiger).

Diese mütterliche Erziehung passte exakt zur preußischen Erziehung durch Antons Vater, der im Dritten Reich Berufssoldat war, und ergänzte diese dahingehend, dass Anton seinen Eltern gehorchen muss. Anton sollte also „brav“ sein. Seine Eltern waren von ihren Eltern genauso erzogen wurden, sie wussten es nicht besser.

Anton war ein sehr intelligentes, sensibles, fantasievolles Kind. In ihm schlummerte eine innere Zerrissenheit zwischen romantischer Neigung einerseits und naturwissenschaftlicher technischer Prägung andererseits, welche ihm in seinem späteren Leben zum Verhängnis werden sollte.

Diese Bruchstelle spiegelte sich ebenso in dem Umstand wider, dass Anton emotional dem Arbeitermilieu zugetan war, vom Verstand aber in Mathematik und Physik in der Oberliga der Akademiker war. Eine äußerst brisante Mischung, wie sich später in Antons Leben zeigte, als sein Verstand seine Gefühle drangsalierten.

Alle Freunde von Anton kamen aus dem Arbeitermilieu und er hat sich dabei wohlgefühlt. Er war zwar hochintelligent und ihn interessierten wissenschaftliche Dinge, mit denen er sich stundenlang beschäftigte, aber emotional fühlte er sich bei schlichten einfachen Gesprächen wohler, weil dann das Geschehen überschaubar war.

Anton war unpolitisch und keiner Partei zugetan. Seinen Standort in der Welt definierte er naturwissenschaftlich. In der Pubertät suchte Anton das Gespräch mit seinem Vater, um seine Perspektive auszuloten. Anton hat viel mit seinem Vater diskutiert. Antons Vater hat sich immer Zeit für seinen Sohn genommen.

Der 6-Jährige Anton sagt zu seiner Mutter: „Mutti, ich gehe raus zum Horsti.“ Antons Mutter erwidert: „Ist gut.“ Horsti war Antons bester Freund, neben Wölfi und Axel.

Hinter Antons Wohnblock, in dem er wohnte, breitete sich Brachland aus, was unbebaut war; Wiesen, durchzogen von Wassergräben, Schrebergärten, was die kindliche Fantasie anregte. Horsti meint zu Anton: „Komm, wir gehen in den Schrebergarten von meinen Eltern.“

Dort angekommen lassen die beiden Jungen kleine Zweige und Holzstückchen in der Regentonne als Schiffchen schwimmen. Die Regentonne wird von der Dachrinne über ein Fallrohr der Gartenlaube gespeist. Ein toller Ort zum Spielen.

Die Kinder waren stets unbeaufsichtigt. Obwohl Großstadt, gab es in der Nachkriegszeit kaum Autoverkehr. Die Menschen waren zu Fuß oder mit dem Fahrrad unterwegs. Lasten und Utensilien transportierten sie in einem Handwagen, den sie hinter sich herzogen.

Antons bester Freund Horsti war der Anführer, der großartige Spielideen hatte. Die beiden Buben hatten eine blühende Fantasie. Sie spielten z. B.: „von zu Hause ausreißen und Abenteuer erleben“. Sie sind rumgestromert und haben Höhlen aus Laub und Zweigen gebaut.

Bei der Polizeiwache waren sie auch bekannt, weil sie einmal einer „Mörder“ angezeigt hatten, was natürlich nur ein harmloser Bettler war. Auch haben die beiden einen wertlosen Spankorb als Fundsache abgegeben. Die Polizeiautos waren damals VW-Käfer ohne Seitentüren, stattdessen nur mit Lederschürzen. Die Wachtmeister waren also voll der Kälte ausgesetzt.

Anton und Horsti sind viel mit ihren Tretrollern rumgefahren. Die meiste Zeit waren die beiden Buben draußen. Drinnen haben sie oft mit Sikuautos (Modellautos) gespielt. Anton hatte dafür auf Packpapier Straßen und Häuser gezeichnet und kleine Verkehrsschilder und Ampeln aufgestellt.

Auch „Drachen steigenlassen“ war eine beliebte Beschäftigung, bei der man an der Drachenschnur entlang in den Himmel schauen konnte. Beim Starten des Drachens hat Anton diesen senkrecht hochgehalten und Horsti hat vom Schnurknäuel etwa 10 Meter Schnur abgewickelt.

Dann ist Horsti schnell losgelaufen und Anton hat sofort den Drachen losgelassen. Dadurch ging des Drachen schnell in die Lüfte und schwebte über ihren Köpfen. Nach und nach konnte Horsti mehr Schnur abwickeln, dass der Drachen höher stieg.

Platz zum Spielen gab es für die Kinder in den 1950er Jahren genug, sogar in der Großstadt. Es gab viel unbebautes Brachland im Stadtgebiet und kaum Autoverkehr. Bis auf die Tretroller hatten die Kinder kein Spielzeug. Die kindliche Fantasie war gefordert.

Spielideen gab es genug, z. B. Verstecken, Seilhüpfen, Fangen.

Anton wohnte an der Hauptverkehrsstraße; in der Fahrbahnmitte fuhr die Straßenbahn. Links und rechts standen große alte Alleebäume. Anstelle von Fußwegen gab es unbefestigte Sandstreifen.

Die Haltestelle der Straßenbahn lag nahebei zu Antons elterlicher Wohnung. Wenn Anton abends schlafen gehen musste und noch wach in seinem Bett lag, sah er den Lichtschein von den Scheinwerfern der unten vorbeifahrenden Straßenbahn über seine Zimmerdecke huschen und fühlte sich dabei geborgen.

Links von Antons Wohnblock, wenn man davorstand, war eine Stehkneipe und rechts das Hotel Schönfeld. Nach diesem Hotel zweigte eine Sackgasse links ab, wo Horsti wohnte. Der Wendeplatz von dieser Sackgasse lag etwa 5 Meter höher als der Wiesengrund, wo Anton mit Horsti oft spielte.

Im Winter sind Horsti und Anton oft mit ihren Schlitten die Böschung herunter in den Wiesengrund gerodelt. Antons Mutter pflegte im Winter zu sagen: „Anton, wenn die Laternen angehen, kommst du nach Hause.“

Im Sommer sind Anton und Horsti oft mit ihren Tretrollern in dieser Sackgasse rumgedüst. Ein geistig zurückgebliebener Nachbarsjunge, der älter war als sie, hat die beiden immer abwechselnd geschoben, so dass sie nicht treten mussten.

Antons Vater ist mit Anton oft wandern gegangen hinter dem Wohnblock, wo einige Quadratkilometer nur freie Natur sich ausbreitete, bis hin zur Eisenbahnlinie. Die beiden haben von Antons Mutter Wurstbrote für unterwegs erhalten, die Anton in einer kleinen Tasche bei sich trug. Bei ihrer Wanderung gab es so viel zu entdecken. In den vielen Wassergräben und Tümpeln schwammen viele Kaulquappen und Stichlinge herum.

Weil Antons Vater als Polizeiwachtmeister im Schichtdienst arbeitete, war er tagsüber öfters zu Hause. Er hat Anton die Natur, die Pflanzen und Tiere, gut erklärt. Er hat sich viel Zeit genommen für seinen kleinen Sohn. Er konnte auch gut selbst ausgedachte Geschichten erzählen, z. B. von dem Krokodil, was bitterlich weinte.

Auf der anderen Straßenseite von Antons elterlicher Wohnung, paar Hundert Meter weiter, lebte die befreundete Familie Malz mit Tochter Bärbel. Sie wohnten in einem Reihenhaus zur Miete. Herr Malz war ein Kollege von Antons Vater bei der Polizei.

Herr Malz war früher Malermeister gewesen und hat nach Feierabend bei Antons Eltern tapeziert, wenn nötig. Bei der damaligen Ofenheizung war es oft, weil die Wände und Decken schwarz wurden vom Rauch. Bärbel war etwa so alt, wie Anton. Die beiden Familien haben sich oft gegenseitig besucht.

Frau Malz konnte gut backen, so gab es z. B. „Kalten Hund“, was Anton besonders gerne mochte. Anton und Bärbel haben viel zusammengespielt. Bärbel besaß viele Micky Maus Hefte von Walt Disney, die sie Anton ausgeliehen hat.

Die beiden befreundeten Familien sind im Sommer in das Strandbad am Fluss gegangen. Zuerst sind sie zusammen mit der Straßenbahn ein paar Haltestellen gefahren. Nach dem Aussteigen mussten sie dann durch das Industriegebiet zum Schiffsanleger am Fluss laufen.

Von dort überquerten sie den Fluss mit einer Personenfähre. Auf der anderen Uferseite war freie Natur mit Sandstrand. Anton hat mit Bärbel Sandburgen gebaut. Sie haben nahe am Flussufer gebadet.

2. Volksschule, anno 1956-1959

Antons Mutter war eine bildhübsche Frau. Sie war eine Dame, die stets auf ihr Äußeres achtete in puncto Frisur, Makeup und Bekleidung. Sie war ausschließlich Hausfrau und Mutter für Anton. Weil es damals keine elektrischen Haushaltsgeräte gab, wie z.B. Waschmaschine, Wäschetrockner, Staubsauger, Kaffeemaschine, Kühlschrank, etc. pp., war das Hausfrauen-Dasein ein Fulltime-Job.

Es gab also noch die klassische Rollenverteilung zwischen Mann und Frau. Der Mann war das Familienoberhaupt und hat das Geld verdient. Die Frauen durften nur mit Einwilligung des Mannes einen Beruf ausüben.

Für Frauen war es eine Schande, Single zu sein. Sie wurden alle „unter die Haube" gebracht, d, h. verheiratet. Die Lehrerinnen durften nicht heiraten, es galt das Lehrerinnenzölibat. Unverheiratete Frauen waren ein „Fräulein".

Antons Mutter war gelernte Schneiderin und hat auf einer mechanischen Nähmaschine, Marke „Singer" Bekleidung genäht. Diese Maschine war so groß, wie ein Schreibtisch. Mit den Füssen hat Antons Mutter eine Wippe hoch und runter getreten. Mittels einer Kurbelstange wurde dadurch die Nähnadel angetrieben, die hoch und runter sauste.

Antons Mutter las Schneider-Zeitschriften, in denen Schnittmuster für Bekleidung enthalten waren. Diese Schnittmuster trennte sie dann aus den Zeitschriften heraus und entfaltete sie zu einer Fläche. Dann hat sie das Schnittmuster mit der Schere ausgeschnitten und es auf den Stoff gelegt. Danach ist sie mit einem Rändelrädchen um das Schnittmuster herumgefahren, wobei Abdrücke im Stoff blieben. Entlang dieser Markierung hat sie dann den Stoff mit seiner Schere zugeschnitten. Ihre Mutter war schon Schneiderin gewesen.

Außerdem hat sie für Anton und ihren Mann mit Wolle gestrickt, und zwar Pullover, Schals, Socken, etc.

Antons Vater war Polizeiwachtmeister und musste dadurch im Schichtdienst arbeiten, Früh-, Spät-, Nachtschicht, abwechselnd. Er hatte eine kostenlose Jahreskarte für die Straßenbahn, mit der er immer zum Polizeirevier gefahren ist, und zwar in Polizeiuniform, wie damals üblich. Antons Mutter hat ihm eine Brotdose mit Wurst- und Käse-Brot sowie eine Thermoskanne mit Kaffee mitgegeben.

Wenn Antons Vater übrig gebliebene Butterbrote mit nach Hause brachte, hat Anton diese mit großem Appetit gegessen. Seine Eltern sagten, es sei „Hasenbrot“. Es war besonders üppig belegt mit Wurst und Käse.

Als Wachtmeister hatte er für Ruhe und Ordnung zu sorgen. Autoverkehr gab es kaum. Deswegen nannte man die Polizei auch Schutzpolizei. Er ist außerdem Streife gelaufen in seinem Revier, hat also zu Fuß kontrolliert, ob alles in Ordnung ist.

Weil es noch keine Ampeln gab, musste er auch den Straßenverkehr regeln. Dazu stellte er sich in einem weißen Mantel gekleidet auf die Kreuzungsmitte und hat durch Handzeichen bestimmt, welche Straße „Rot" hat und welche „Grün". Arme waagerecht ausbreiten von vorne gesehen, bedeutete „Stopp". Von der Seite betrachtet hingegen „Grün". Rechten Arn hochhalten war „Gelb".

Anno 1956 wurde Anton eingeschult in die Volksschule, etwa 15 Minuten zu Fuß entfernt von der elterlichen Wohnung. Damals unterschied man zwischen Volksschule und den weiterführenden Schulen: Mittelschule und Oberschule. Antons Klassenlehrerin hieß Fräulein Eyhausen. Anton war ein stiller Schüler, der sich von Klassenkameraden leicht zu Unfug verleiten ließ.

Wenn ein Schüler Blödsinn machte, musste er zur Strafe eine Schulstunde lang „in der Ecke stehen" mit dem Rücken zur Klasse. Der Hausmeister hat in der großen Pause im Foyer warmen Kakao-Trunk verteilt. Antons Mutter hat ihm täglich Pausenbrote mitgegeben.

Die Abc-Schützen haben mit einem Griffel auf einer Schiefertafel geschrieben. Die Schrift ließ sich mit einem feuchten Schwämmchen wegwischen. Das Schwämmchen baumelte zum Trocknen außen am Schulranzen.

Anton konnte gut zeichnen und hat Straßenbahnen, Autos und Flugzeuge gezeichnet. Die Volksschule war ein altes altehrwürdiges Gebäude, mit einem grauen tristen Zementputz an der Fassade, das den Krieg unbeschadet überstanden hatte.

Jungen unter 10 Jahren haben damals kurze Hosen getragen, so auch Anton. Beim Spielen und Rumtoben ist Anton oft hingefallen und hat sich die Kniee aufgeschlagen, so dass sie bluteten. Weil er immer wieder an derselben Stelle sich verletzte, schwoll das linke Knie stark an.

Nachdem Antons Mutter mit ihm den Hausarzt aufsuchte, wurde Anton ins Kinderkrankenhaus wegen einer Schleimbeutelhautentzündung im Knie eingeliefert. Dort blieb er eine Woche lang. Anton bekam feuchte Umschläge auf das Knie und Spritzen in das Knie verabreicht. Dann wurde das komplette Bein vom Oberschenkel bis zum Fußknöchel eingegipst, um das Kniegelenk ruhigzustellen.

Weil Anton dadurch für 6 Wochen, bis der Gips abkam, ein steifes Bein hatte und schlecht laufen konnte, hat Antons Mutter ihn zur Schule gebracht und auch wieder abgeholt. Dazu hat Anton sich auf seinen Tretroller gestellt und sie hat ihn geschoben.

Antons Vater litt unter Asthma. Wenn er einen Anfall hatte, lag er manchmal vor dem Bett und rang nach Luft. So schlimm, dass sie dachten, er müsse sterben. Antons Vater hat dann ein Tütchen mit Arznei aufgerissen, in dem ein Granulat sich befand mit kleinen gelben und braunen Kügelchen. Nach Einnahme dieser Medizin ging es dann ihm deutlich besser.

Antons Vater ist trotzdem immer zum Polizeidienst gegangen und hat nie auch nur einen einzigen Tag gefehlt. Von dieser Krankheit hat sonst niemand gewusst, auch nicht sein Dienstherr. Das war eben seine preußische Pflichterfüllung.

Manchmal war er jähzornig und wurde vor Wut rot im Gesicht. Dann hat er Anton angeschrien und auch mal einen Klapps auf den Hintern gegeben. Damals war die Prügelstrafe noch nicht verboten.

Anton hatte als Kind oft Mandelentzündung und seine Mutter ging mit ihm dann jedes Mal zum Kinderarzt. Der Arzt zögerte, die Mandeln operativ zu entfernen, wie oft üblich, weil die Mandeln vor Infektionen schützen. Also wurde Anton für drei Wochen „verschickt“ auf die Nordseeinsel Borkum; „verschickt“ bedeutete damals eine Kur in einem Kinderheim.

Die jodhaltige Meeresluft tat Anton gut und er hatte danach nie mehr Mandelentzündung. Wenn Anton abends im Bett lag in dem Schlafsaal, huschte das rotierende Leuchtfeuer des Leuchtturms auf der Insel im Minutentakt durch die Fenster des Schlafsaals. Das war anno 1955.

Als Anton wieder nach Hause kam, hatten seine Eltern inzwischen ihren ersten Fernseher gekauft, einen „Loewe Opta“, ein Röhrengerät, so groß wie ein Schrank.

Weihnachten gab es jedes Jahr Gänsebraten. Die Winter waren damals kalt mit Schnee und Eis. Antons Vater hat daher nach Kauf der Gans diese an einer Schur, die am Gänsefuß befestigt war, aus dem Fenster aufs Dach gelegt.

Antons Mutter hat die Gans im Bachofen vom Gasherd zubereitet und sein Vater den Braten anschließend zerteilt.

Der Weihnachtsbaum wurde mit echten Wachskerzen, Christbaumkugeln und viel Lametta geschmückt.

Die jüngere Schwester von Antons Vater war Frieda. Sie war mit Herrmann verheiratet und ihre Ehe war kinderlos. Es waren daher Onkel und Tante für Anton. Onkel

Herrmann war Schuster. Seine Schuhmacher-Werkstatt war noch von anno dazumal, als die Schuhe auf Maß handgefertigt wurden. Schuhfabriken waren damals noch nicht verbreitet.

Anton war oft in der alten Schusterwerkstatt von Onkel Herrmann. Es sah aus, wie in einem Museum, weil alle Geräte und Werkzeuge und die Einrichtung uralt waren und deutliche Gebrauchsspuren aufwiesen. Diese Umgebung regte Antons Fantasie an.

Der Onkel war immer zu Späßen aufgelegt. Onkel Herrmann hat für seine Kundschaft das Schuhleder zugeschnitten und auf dem Schuhleisten geformt. Die Schuhteile wurden genäht und die Sohle geklebt. Alles war Handarbeit.

Onkel Hermann und Tante Frieda wohnten in einem winzigen Dorf. Auf der anderen Straßenseite gegenüber der Schusterwerkstatt befand sich das Wohnhaus: Ebenfalls uralt mit niedrigen Zimmerdecken und Türstöcken, gemauert aus roten Backsteinen. Onkel Hermann hielt Kaninchen und Hühner.

Ein Kaninchen hat Anton in den Finger gezwackt, als Anton ein Büschel Gras zum Fressen hinhielt. Aber nur klein wenig. Anton hat tüchtig geweint:

Arnold war der ältere Bruder von Antons Vater und somit Antons Onkel. Arnolds Ehefrau war Marianne und seine Töchter hießen Gertrud und Christa.

Anton hat mit seinen Eltern Onkel Arnold, welcher in einer anderen Stadt wohnte, oft besucht. Onkel Arnold besaß ein eigenes Haus mit großem Garten und hielt, wie Onkel Hermann, auch Hühner. Onkel Arnold kam oft zum Gegenbesuch. Die beiden Familien haben sich dabei abgewechselt. Mit Cousine Christa hat Anton viel gespielt.

3. Volksschule, anno 1959-1962

Als Antons Vater versetzt wurde zu einem anderen Polizeirevier, ist Anton mit seinen Eltern umgezogen in einen anderen Stadtteil, mit Beginn der vierten Klasse. Damals fing das Schuljahr Ostern an. Anfangs tat sich Anton schwer, neue Freunde zu finden und den Anschluss an den Unterrichtsstoff zu halten.

In den ersten Monaten war Anton verhaltensauffällig. Als er in der Deutschstunde aus dem Lesebuch vorlesen sollte, blieb ihm die Sprache weg und er war blockiert. Überdies fing Anton an, zu stottern. Antons Mutter ist mit ihm zum Hausarzt Dr. Behrens gegangen. Er meinte, Anton hat so schöne klare Augen, der braucht in keine Sonderschule.

Mit der fünften Klasse war Antons Krise vorbei und er hatte neue Freunde gefunden: Harald und Wolfgang. Haralds Vater war von Beruf Dachdecker und Wolfgangs Vater war Hauptfeldwebel bei der Bundeswehr. Wolfgang wohnte mit seinen Eltern in der gleichen Siedlung, wie Anton. Harald wohnte mit seinen Eltern 2 km entfernt in einem alten Einfamilienhaus, gemauert aus Backsteinen.

Damals reichte für sehr viele Studiengänge, z. B. Ingenieur, Grundschullehrer, Betriebswirt, etc. noch die Mittlerer Reife an einer Mittelschule aus. Beim

Ingenieurstudium war zusätzlich eine abgeschlossene Lehre erforderlich, zumindest ein zweijähriges Praktikum.

Das hatten Antons Eltern beim Elternabend erfahren. Weil Anton eine mathematisch/technische Begabung besaß, haben Antons Eltern dementsprechend die Weichen gestellt. Besonders sein Vater wollte Anton ein Ingenieurstudium an der Technischen Hochschule ermöglichen.

Weil Anton Ingenieur werden sollte und auch selbst dazu bereit war, ging Anton bis Ende der sechsten Klasse auf die Volksschule.

Harald wurde sein bester Freund und die beiden haben viel Zeit miteinander verbracht. Wie schon zuvor Horsti am alten Wohnort, war Harald der Anführer, der tolle Spielideen hatte. Anton ist mit Harald dann später gemeinsam auf die Mittelschule gewechselt in dieselbe Klasse. Wie bei Jungens üblich, haben die beiden untereinander auch mal Ringkampf gemacht, um ihre Kräfte zu messen, wobei sie auf der Erde sich rumwälzten.

Antons Eltern versuchten gegenzusteuern, weil sie meinten, Harald hätte einen schlechten Einfloss auf Anton. Doch das hat Anton nur noch stärker an Harald angekettet.

Der neue Klassenlehrer Herr Geister-Knickmann war sehr ehrgeizig und hat mit seiner Klasse auch Schultheater durchgeführt. Das Drehbuch hat die Klasse gemeinsam sich ausgedacht und das fertige Theaterstück wurde dann beim Elternabend im Foyer der Volksschule aufgeführt. Jeder Schüler bekam eine Rolle, so auch Anton.

Der zweitbeste Freund war Wolfgang; damals kamen gerade die Beatles aus Liverpool auf. In einem alten Röhrenradio haben die zwei Jungen deren neuste Hits in der Hitparade auf BBC gehört. Wolfgang hatte nur Flausen im Kopf und war albern.

Die beiden Freunde haben oft die Jugendzeitschrift „Bravo“ durchgeblättert und die Fotos ihrer Stars angeschaut. Sie waren von den langen Haaren der Beatles angetan, was der damaligen bislang üblichen Haarfrisur bei Männern widersprach, dem klassischen Fassonschnitt (Nacken ausrasiert und Ohren frei).

Wolfgangs Vater war Hauptfeldwebel bei der Bundeswehr und hat Anton dem Wolfgang gegenüber immer als Vorbild hingestellt. Wolfgang hat den Übertritt zur Mittelschule nicht geschafft. Und blieb auf der Volksschule. Als sein Vater versetzt wurde an einen anderen Bundeswehr-Standort, ist Wolfgang mit seinen Eltern umgezogen in eine andere Stadt.

Anton war eine Leseratte und hat sehr viel Literatur gelesen, sowohl Klassiker als auch Romane. Das Lesen wurde von Antons Eltern gezielt gefördert. Überdies war Anton sehr begabt in den Naturwissenschaften und in der Technik.

Er bekam von seinen Eltern einen Stabil-Baukasten, Marke: „TRIX“, zu Weihnachten geschenkt und hat damit viel gebastelt. So hat er Bagger, Lastautos, Pendeluhren, etc. pp. damit gebaut. In diesem Baukasten befanden sich Elektromotoren, die mit einer normalen Taschenlampenbatterie gespeist wurden. Damit konnte er seine gebastelten Modelle motorisieren, so dass sie sich bewegten.

Außerdem bekam er ein Lichtmikroskop geschenkt, mit dem er Stubenfliegen, Haare, Wassertropfen, etc. pp. untersuchte.

Anton konnte sich auch gut allein beschäftigen, er war dann ganz in seiner eigenen Welt. Ablenkung gab es nicht. Damals war die Welt noch völlig analog und das Fernsehen noch ganz am Anfang.

In Antons Siedlung, wo er mit seinen Eltern wohnte, lebten nur Beamtenfamilien, Anfangs gab es kaum Autos am Straßenrand. Doch ab etwa anno 1962 setzte allmählich die allgemeine Massenmotorisierung ein. Die meisten Familien kauften sich ein Auto, vorwiegend VW-

Käfer. Antons Vater machte erst jetzt seinen Pkw-Führerschein.

Antons Vater besuchte einen Polizeimeister-Lehrgang und wurde dann vom Polizeiwachtmeister zum Polizeimeister befördert. Die Polizei hatte neue Aufgaben wegen des zunehmenden Straßenverkehrs, weg von der reinen Schutzpolizei zur Verkehrspolizei.

In Antons Siedlung herrschte Langeweile und Spießigkeit vor. Es passierte rein gar nichts. Die befreundete Familie Malz mit Tochter Bärbel war auch umgezogen. Sie wohnte jetzt schräg gegenüber. Antons Vater und Herr Malz waren Kollegen, wie schon erwähnt.

Als Anton in die Pubertät kam, ist er öfters mit dem Stadtbus in die Stadtmitte gefahren, um sich bei der Bücherei Bücher zum Lesen auszuleihen. Und zwar Romane und Sachbücher über das Weltall, Evolution, Physik. Außerdem ist er in das Spielwarengeschäft gegangen, sich Erweiterungspackungen für seinen Stabil Baukasten TRIX zu kaufen von seinem Taschengeld.

Dabei hatte Anton teilweise psychotisches Erleben. Er dachte, die Leute beobachten und die Autos verfolgen ihn. Es war sehr belastend für Anton und ängstigte ihn. Eine Stunde später war dieses Phänomen verschwunden.

Während Antons Volksschulzeit bis Ende der sechsten Klasse war er auch mit seinem Schulkameraden „Mecki“ befreundet. Dieser hat öfters Fußballspiele mit anderen Schulklassen bzw. anderen Schulen organisiert auf dem Sportplatz in der Nähe von Antons elterlicher Wohnung.

Zu jener Zeit war Alfons unsportlich und schlaksig, eben ein langer Lulatsch. Später wurde Alfons immerhin Unteroffizier bei der Bundeswehr! Bei den Fußballspielen stand Alfons dann im Tor, weil er sonst nicht zu gebrauchen war.

Antons Mutter hatte hierzu für ihn Knieschützer aus Wolle gestrickt, damit er sich nicht die Knie aufschlägt. Der Fußballplatz hatte nämlich keinen Rasen als Spielfläche, sondern Schlacke, was damals verbreitet war.

Am meisten zog es Anton hin zu seinem besten Freund Harald. Wie Antons Vater zu sagen pflegte, ist aus Harald später nichts geworden. Aber irgendwie hat Anton seinen Freund gebraucht, um sich später abzugrenzen und seinen eigenen Weg zu finden. Anton ist mit Harald rumgestromert und die beiden haben so manche Abenteuer in ihrer kindlichen Fantasie erlebt.

Harald hatte ein altes Paddelboot erworben, was Leck war am Rumpf. Weil sein Vater Dachdecker war, hatte Harald Teer und Dachpappe verfügbar, mit dem die beiden

Jungen das Leck notdürftig abgedichtet haben. Auf dem nahebei liegenden Fluss sind Anton und Harald gepaddelt. Die zwei mussten jedoch öfters ans Ufer paddeln, weil etwas Wasser einsickerte, was sie ausschöpften.

Mit 14 Jahren etwa sind die zwei oft ins Jugendheim gegangen, welches sich an dem schon erwähnten Sportplatz befand. Es handelte sich um einen Jugendtreff. Dort gab es Tischfußball und Poolbillard. Sie haben dort rumgehangen und auch viel Blödsinn gemacht.

Antons Mutter war Mitglied der Freikirche der Baptisten, so wie zuvor schon ihre Eltern. Sein Vater war kein Kirchgänger, ist aber seiner Frau zuliebe mit zum Gottesdienst gegangen zusammen mit Anton. Einige Jahre lang sind die drei regelmäßig sonntags in die Kirche gegangen. Anton besuchte außerdem dort den Kindergottesdienst.

Mit etwa 13 Jahren hat Anton sich dann dort in ein Mädchen verliebt. Es hieß Ruth. Er wusste, wo Ruth wohnt, ist mit dem Fahrrad zu deren Wohnung gefahren und hat draußen vor Tür gewartet, ob sie vielleicht herauskommt. Aber Ruth kam nicht. Anton war wochenlang unglücklich verliebt, hat Ruth aber nicht seine Liebe gestanden. Es war eine große Leidenszeit für Anton.

Später hat Anton dann den Konfirmandenunterricht in der evangelischen Kirche beim Pastor Berger besucht und wurde konfirmiert.

Antons Eltern haben mit ihm zu Hause seine Konfirmation gefeiert mit Verwandten und Freunden. Sie sind nicht auswärts zum Mittagessen gegangen, sondern Herma hat für alle gekocht in der Küche von Antons Eltern. Herma hat ihre großen Töpfe mitgebracht. Herma war die Schwiegertochter von Antons Vaters Vetter und von Beruf Köchin.

Die mit Antons Eltern befreundete Familie Malz mit Tochter Bärbel wohnte schräg gegenüber, wie schon erwähnt. Die beiden Familien haben sich oft gegenseitig besucht, z. B. zu den Geburtstagen und Sylvester. Herr Malz, der vor dem Polizeidienst Maler war, hat bei Antons Eltern oft tapeziert und gemalert.

Anton hat jedes Mal mitgeholfen. Anton hat schnell gelernt und konnte später allein tapezieren mit seinem Vater als Helfer. Sein Vater hatte kein handwerkliches Geschick. Die Malz kamen ursprünglich aus dem Rheinland und waren sehr gesellig und Frohnaturen.

Weitere Freunde von Antons Eltern war die Familie Treseler mit Tochter Marion. Herr Treseler war auch ein Kollege von Antons Vater bei der Polizei.

Kurz bevor Anton die Mittelschule besuchte, wohnte eine Zeitlang seine Oma (mütterlicherseits) bei ihm zuhause. Anton musste für etwa ein Jahr eine Treppe hoch ins Dachzimmer umziehen, welches die direkten Nachbarn zur Wohnung dazu gemietet hatten.

Etwa zwei Kilometer von Antons elterlichen Wohnung entfernt befand sich eine Eisenbahnlinie. Damals wurde diese Strecke elektrifiziert. Davor fuhren dort Dieselloks. Manchmal kam auch eine Dampflokomotive mit Güterwaggons vorbei.

Wenn Anton und Harald den Dampfzug kommen sahen von weitem, sind sie schnell auf die Straßenbrücke, welche die Bahnlinie überquerte, geradelt und mitten auf der Brücke stehen geblieben. Dann haben sie darauf gewartet, dass der Güterzug unter der Brücke durchfuhr.

Wenn der Schornstein der Lok direkt unter der Brücke sich befand, waren die beiden Freunde in einer großen, dichten Dampfwolke eingehüllt.

Etwa 1964 hat Anton seine Sommerferien bei seiner ca. 20 Jahre älteren Cousine (väterlicherseits) Edith an der Nordseeküste verbracht. Ediths Ehemann Franz war Pressefotograf und hatte ständig Fototermine für die Tageszeitung, bei der er beschäftigt war. Er hat Anton dabei oft mitgenommen

„Onkel Heinz“ war der Schwiegersohn von Tante Bertha (Tante von Antons Mutter). Damals sagten die Kinder auch zu Nichtverwandten „Onkel“ bzw. „Tante“. Onkel Heinz fuhr einen großen Mercedes. Dieses große Auto hat Anton sehr imponiert. Onkel Heinz und „Tante Elly“ (seine Frau) hatten eine Eisdiele und kamen zu Besuch zu bei Antons Eltern. Onkel Heinz war Kriegsversehrter und hatte eine Beinprothese und humpelte deswegen. Trotzdem war er sehr lebenslustig.

4. Mittelschule, anno 1962-1966

Anfang der 60er Jahre wechselte Anton von der Volksschule zur Mittelschule mit Beginn der siebten Klasse. Sein neuer Klassenlehrer war Herr Hanschmann. Antons bester Freund Harald hatte auch zur selben Mittelschule gewechselt und war in seiner Klasse. Die beiden sind täglich mit dem Fahrrad zusammen zur Mittelschule gefahren, etwa 30 Minuten.

Die Lehrer haben viel Wissen den Schülern vermittelt. Anton war fasziniert von Mathematik, Physik, Chemie. Vieles davon weiß er heute noch. Anton hatte dabei das Gefühl, er hätte Inhalte selbst erfunden oder entdeckt. So plausibel und logisch war es für ihn. Das Lernen fiel ihm dabei leicht. Fremdsprachen hingegen waren nicht so sein Ding. Er konnte auch gut Aufsätze schreiben.

Das Schulgebäude war etwa 100 Jahre alt und besaß noch das Schulmobiliar von vor dem Zweiten Weltkrieg. Auf den Schultischen waren Zeichen und Namen eingeritzt von Schülern davor und es gab eine Vertiefung zum Ablegen von Schreibutensilien.

Damals fing das Schuljahr zu Ostern an. Die späteren Studentenunruhen 1968 auf den Straßen hat Anton nur aus den Medien, wie Zeitung und Fernsehen, mitbekommen. Wie sagten die Studenten damals: "Unter den Talaren der

Muff von tausend Jahren." Auf seine Mittelschule übertragen hat er diesen Mief des Obrigkeit-Denken noch vermittelt bekommen.

Sein Klassenlehrer Herr Hanschmann war Offizier in der deutschen Wehrmacht gewesen. Er hat seine Schüler (militärisch) gedrillt und zur Ordnung und Disziplin erzogen. Herr Hanschmann war ein Preuße durch und durch. Jemand, der niemals aufgibt. Er vermittelte die preußischen Tugenden: Opferbereitschaft, Gehorsam, Pflichterfüllung, Treue, Loyalität, Disziplin, Ordnung, Härte. Also alles das, was einen Soldaten in der Deutschen Wehrmacht kennzeichnete.

Aber ehrlich gesagt, Antons Vater war als ehemaliger Oberfeldwebel der deutschen Wehrmacht genauso. Wie hieß es damals so schön, ein Junge weint nicht. Oder: Anton braucht nicht abzuwaschen und nicht abzutrocknen. Er heiratet ja doch.

Im Klassenzimmer saßen die Jungen und Mädchen getrennt. Die Schüler hatten Herrn Hanschmann in Deutsch, Musik, Werken, Sport. Werken hatten nur die Jungen. Die Mädchen hatten Kochen und Handarbeit. Das Mittelschulgebäude war sehr alt und viel zu klein. Daher waren die siebten und achten Klassen ausgelagert in eine Hauptschule in der Nähe.

Ihre Schulbücher waren sehr alt und nicht zeitgemäß. Im Geschichtsunterricht wurde nichts über Nazi-Deutschland und den zweiten Weltkrieg unterrichtet. Und auch nicht der Völkermord an den Juden besprochen. Aber es wurden ihnen stattdessen Anti-Kriegsfilme gezeigt über die Kriegsgräuel und zur Abschreckung. Es gab keinen Sexualkundeunterricht an der Schule. Sie wurden nicht aufgeklärt, genauso wenig wie im Elternhaus.

In Mathematik, Physik, Chemie, Biologie war der Unterricht in Antons Mittelschule gut. Er hat aufmerksam zugehört und viel gelernt, was er dann ja auch bei der Bundeswehr Artillerie gebrauchen konnte. Sie lernten in Mathe die Trigonometrie, die Algebra, die Logarithmen-Rechnung. Dazu benutzten sie eine Logarithmentafel, in der auch die Zahlenwerte von Tangens, Co-Tangens, Sinus Cosinus gedruckt waren. Zwischen zwei Werten musste man dann interpolieren.

Fremdsprachen lagen Anton nicht. Er hatte Englisch und Spanisch. Geschichte und Erdkunde waren auch nicht so sein Ding. Anton hatte eine große Begabung in Mathematik und Physik, weswegen er dann Ingenieur geworden ist. Auch in Deutsch hatte er gute Noten im sprachlichen Ausdruck.

Die Jungens hatten Werkunterricht in einer alten Werkstatt, etwa 1 km vom Schulgebäude entfernt. Von der Struktur her war es eine Schreinerwerkstatt, weswegen sie dort hauptsächlich Holzarbeiten gemacht haben. Für seine Eltern hat Anton einen Blumenhocker angefertigt.

Sie lernten das Sägen, Bohren, Schleifen, Dübeln, Leimen, ausstemmen mit Stechbeitel, Gehrung herstellen, Hobeln, Laubsägearbeiten, Zinken und Schwalbenschwanz Verbindung. Somit lernten sie alle Werkzeuge und deren Benutzung im Schreinerhandwerk kennen. Anton hat das Werken viel Spaß gemacht, zumal er handwerklich sehr geschickt war.

Sie haben auch die Metallverarbeitung von Buntmetall, nämlich Messing und Kupfer, kennen gelernt. Sie lernten die Benutzung der Blechschere, das Sägen, das Hartlöten und die Verformung mit dem Holzhammer auf einem Holzklotz kennen. Anton hat für seine Eltern einen Kupferkelch und eine Messing Ablage für Bleistifte hergestellt.

Die Mädchen hatten als Nebenfach Hauswirtschaft und Kochen.

Wie Antons Lehrer in Physik und Chemie hieß, hat er vergessen. Jedenfalls lief er immer im weißen Kittel umher. In den Schränken waren viele Reagenzgläser, Bunsenbrenner, Federwaage, Gasflaschen, etc. pp. zu sehen. Anton kann sich noch gut an die von ihm gezeigten Experimente erinnern. Er machte dabei immer ein verkniffenes Gesicht.

Sie lernten den Impulssatz in der Physik kennen. Die Schüler sahen das Magnetfeld eines Magneten, sichtbar gemacht durch Eisenspäne. Sie lernten den elektrischen Strom kennen und das Ohm'sche Gesetz. Sie beobachteten genau, wie ein Topf mit Wasser zu sieden anfing.

In der Chemie lernten sie das Periodensystem mit seinen chemischen Elementen kennen, die auf der Erde vorkommen. Sie lernten die SCHON-Regel kennen, das sind die Anfangsbuchstaben von Schwefel, Kohlenstoff, Wasserstoff, Sauerstoff, Stickstoff, woraus die belebte Natur besteht (organische Chemie). Sie sahen den Unterschied zwischen Lauge und Säure. Und lernten den pH-Wert kennen. Sie erfuhren den Unterschied zwischen Molekül und Atom.

Die Tische und Bänke im Physiksaal gingen hinten schräg steil hoch, damit die hinteren Sitzreihen auch gute Sicht auf die Experimente hatten. Auf den Tischen waren viele Tintenkleckse und Schriftzeichen in Tinte oder eingeschnitzte Kerben von vielen Schülergenerationen vor uns erkennbar.

Während der neunten Klasse mit etwa 15 Jahren hat Anton seine erste Zigarette geraucht und sein erstes Bier getrunken. Nach Schulschluss gegen Mittag kamen Anton und Harald auf dem Heimweg bei einer Bahnhofskneipe vorbei.

Die beiden sind öfters in diese Kneipe reingegangen. Der Wirt kannte sie bald schon. Dort haben beiden geraucht, Bier getrunken und rumgehangen. Meistens hat Harald bezahlt, weil er wesentlich mehr Taschengeld hatte, und zwar von seiner Oma zugesteckt.

Antons Eltern hatten das wohl mitgekommen und meinten, Harald übe einen schlechten Einfluss auf Anton aus. Doch Anton ließ sich nicht beirren, sondern fühlte sich erst recht zu seinem Freund hingezogen.

Am Wegesrand lag außerdem ein Kaufhaus, wo Harald regelmäßig Schokoriegel eingekauft hat und mit Anton teilte. Im Gegensatz zum schlanken Anton war Harald dick.

Am Wochenende sind Anton und Harald in der Nordstadt ausgegangen. Oft sind die zwei dorthin die etwa 7 km zu Fuß gelaufen, ohne den Stadtbus zu benutzen. Dort angekommen, haben Anton und Harald das Kino besucht, wo die neuesten James Bond Filme liefen sowie Western Filme. Danach sind die beiden in die Kneipe nebenan gegangen, Bier trinken und rauchen.

Es gab noch eine zweite Gaststätte, wo Jugendliche verkehrten. Dort habe die zwei viel rumgehangen und in der Musikbox die neusten Hits der Beatles und Rolling Stones gehört.

Das war damals eine wilde Zeit, in den 60er Jahren. Antons Eltern waren damit zwar nicht einverstanden, aber Anton hat sich behauptet und es trotzdem gemacht. Außerdem hat er seinen Eltern wenig davon erzählt, wie üblich in der Pubertät.

Antons und Haralds Klassenlehrer war der Herr Hanschmann, wie schon erwähnt, der Deutsch, Sport und Musik unterrichtete. Herr Hanschmann war im Dritten Reich bei der Wehrmacht Offizier gewesen. Er hat seine Klasse preußisch erzogen, so wie Antons Vater bei Anton. Beim Sportunterricht hat dieser Klassenlehrer seine Schüler sogar gedrillt.

Beim Musikunterricht hat Herr Hanschmann auf seiner Violine die Melodie gespielt und seine Klasse musste im Chor dazu singen, und zwar laut und deutlich. Sonst wurde er wütend und hat mit seinem Fuß aufgestampft.

Rein fachlich gab es bei seinem Deutschunterricht nichts zu meckern. Bei einem Elternabend erfuhren Antons Eltern, dass für sein späteres Ingenieurstudium eine abgeschlossene Lehre zweckmäßig ist, um ein solides Fundament bei der Ausbildung zu erhalten.

Zum Sportunterricht musste Anton mit seiner Klasse etwa 2 km zu Fuß zu einer modernen Hauptschule laufen, weil Antons Mittelschule keine Turnhalle besaß. Damals war Anton unsportlich, im Gegensatz zu seinem Vater, der schneller laufen, weiter springen, weiter werfen konnte.

Antons Freund bzw. Klassenkamerad Harald war ein sehr schlechter Schüler. Nur im Geschichtsunterricht hatte er eine Begabung. Gegen Ende der Mittelschulzeit ist Anton zu ihm zunehmend auf Distanz gegangen. Anton hatte zu dieser Zeit keine richtigen Freunde mehr.

Ein paar Monate war er mit seinem Klassenkameraden Frank zusammen und hat diesen auch öfters zu Hause besucht. Die beiden haben in Franks Zimmer die Beach Boys auf Schallplatte gehört, deren Fan der Frank war. Es war eine Krisenzeit für Anton und er war auch leicht schwermütig.

5. Lehrzeit Starkstromelektriker, anno 1966-1969

5.1 Eignungstest, die ersten Monate

Nach Abschluss der Mittelschule mit der Mittleren Reife an Ostern 1966 fing Anton eine dreieinhalbjährige Lehre als Starkstromelektriker in einem großen Stahlkonzern an.

Vorher musste Anton aber einen Eignungstest machen und die Aufnahmeprüfung dieser Firma bestehen, zumal es wesentlich mehr Bewerber, als freie Lehrstellen gab. Anton musste im schriftlichen Test mathematische und technische Fragen beantworten. Parallel hatte sich Anton noch bei zwei weiteren Firmen beworben.

Beim Test musste Anton eine Figur nach einer Vorgabe aus einem langen Stück Draht mit seinen Fingern biegen. Außerdem wurde sein räumliches Vorstellungsvermögen geprüft und technische und mathematische Grundkenntnisse abgefragt.

Anton bestand diesen Eignungstest und wurde genommen. Er fing daraufhin in diesem Stahlkonzern mit seiner Ausbildung an. Insgesamt wurden 13 Lehrlinge eingestellt. Grundvoraussetzung war ein erfolgreicher Hauptschulabschluss.

Anton ist im Sommer mit seinem Fahrrad zur Arbeitsstelle gefahren, ansonsten mit Bus und Straßenbahn, etwa eine

Stunde Fahrzeit. Das Werksgelände von diesem Stahlkonzern war riesig groß.

Die ersten zwei Jahre durchlief Anton die Grundausbildung in der Lehrwerkstatt. Es fing an mit der Schlosser-Ausbildung. Danach folgte die Elektriker-Ausbildung. In der Lehrwerkstatt war die Arbeitszeit etwa von 8 Uhr bis 17 Uhr mit einer Stunde Mittagspause in der Werkskantine.

Anton ist morgens von der elterlichen Wohnung durch den an die Siedlung angrenzenden Park gelaufen weiter zur Bushaltestelle in der Hauptstraße. Mit dem Bus fuhr Anton dann zum Straßenbahndepot, wo er dann in die Straßenbahn umstieg. Mit der Straßenbahn ging es dann weiter die Hauptstraße entlang und schließlich rechts ab in das Industriegebiet.

Am Ende der Straßenbahnlinie war die Endstation und das Eingangstor des Stahlkonzerns. Die Stahlarbeiter haben Wechselschicht gemacht, Frühschicht von 6 bis 14 Uhr, Spätschicht von 14 bis 22 Uhr und Nachtschicht von 22 bis 6 Uhr.

An der Endstation befand sich eine Bierkneipe. Damals wurde der Monatslohn den Arbeitern noch bar in der Lohntüte ausgezahlt auf dem Werksgelände. Einige von ihnen sind dann gleich in die Kneipe gegangen, um es zu verjubeln.

In den ersten Monaten tat sich Anton etwas schwer, unter den neuen Kollegen Anschluss zu finden. Doch dann freundete er sich mit Alfred und Friedrich in seinem Lehrjahr an. Die beiden wollten auch später Ingenieur werden, so wie Anton.

Friedrich war in Antons Parallelklasse in der Mittelschule gegangen. Alfred wohnte in einem weiter entfernten Stadtteil und befand sich morgens immer schon im Bus, wenn Anton an der Bushaltestelle zustieg. In Begleitung von Alfred war Willi, der in Alfreds Nachbarschaft wohnte und im selben Lehrjahr war.

Alfred hatte „eine komische Art an sich“, die Anton irritierte und verunsicherte. Es war eine Mischung aus Oberlehrer-Gehabe, Sprüche klopfen und Ironie. Später wurde Alfred neben Friedrich sein bester Freund. Alfreds Vater war Werksmeister im selben Stahlkonzern.

Antons Meister in der Lehrwerkstatt waren Herr Mielke und Herr Schröter. Jeder Lehrling hatte seine eigene Werkbank mit Schubladen und Schraubstock zum Einspannen der Werkstücke. Beim Starkstromelektriker gehörte zum Berufsbild: Schweißen, Drehen, Fräsen, Schmieden (wie beim Schlosser) und Schützentechnik (elektrische Steuerungen), Wartung und Reparatur von elektrischen Maschinen und Beleuchtungsanlagen. Nach Arbeitsende gingen die Lehrlinge in die Umkleide zum Duschen und Umziehen.

Neben der Berufsschule gab es noch die Werkschule in der Lehrwerkstatt. Es wurden das Technische Zeichnen, die Unfallverhütungsvorschriften, die DIN-Normen, die VDE-Vorschriften, Steuerungstechnik, etc. in der Theorie unterrichtet.

Schnell zeigte sich Anton Talent für die Technik und er war sowie handwerklich als auch in der Theorie gleichermaßen begabt.

In der Berufsschule hatte Anton zuerst einen alten Lehrer, dessen Unterricht nicht mehr zeitgemäß war, weil das den Schülern vermittelte Wissen technisch überholt war. Zwei Jahre später bekam die Klasse einen neuen jungen Lehrer, der zeitgemäßen Unterricht abhielt und seine Schüler dadurch fesselte in der Aufmerksamkeit. Dieser Lehrer wurde später Antons Lehrer an der Fachoberschule.

Friedrich war aktives Mitglied im Schwimmverein. Dort war Anton oft zu Gast, ohne zu trainieren. Dort lernte er Bollo, Lale, Charlie, Ullrich kennen, welche auch seine Freunde wurden. Im Sommer trainierte der Schwimmverein im Freibad und in der kalten Jahreszeit im Hallenbad.

Während Friedrich trainiert und seine Bahnen im Schwimmbecken geschwommen hat, haben die anderen nur rumgealbert und gebadet. Nach dem Schwimmen haben sie dann ausgiebig in den Umkleideräumen geduscht, bis ihre Haut ganz schrumpelig wurde. Danach sind sie in ihre Stammkneipe gegangen, wo sie rumgehangen sind, Bier trinken und Würfelspielen.

Sie haben mit dem Verein Wochenendausflüge mit Übernachtung in einer Jugendherberge unternommen. Ein beliebtes Ritual war das Stiefeltrinken. In dem Glas befanden sich etwa 2 Liter Bier. Der Reihe nach hat jeder Teilnehmer aus demselben Stiefel getrunken. Wenn jemand ausgetrunken hat, musste die Person davor den Stiefel Bier beim Wirt zahlen.

Während der Lehrzeit hat Anton mit Friedrich, Ullrich, Charlie, Lale, Bollo 3-wöchige Radtouren von ihrer Heimatstadt aus unternommen. Ihre Touren führten sie quer durch Deutschland. Friedrich war auch in Antons Lehrjahr und der Anführer. Anton hat sich immer untergeordnet bei seinen Freundschaften, wurde aber anerkannt und respektiert.

Die 6 Freunde sind dabei von Jugendherberge zu Jugendherberge gefahren mit ihren Fahrrädern, jeweils Tagesetappen von 80 km. Die Radreisen haben Anton und seine Freunde zuvor zu Hause genau geplant anhand von

Landkarten. Dabei wählten sie Routen entlang von Flüssen, weil es dort flach war ohne Steigungen. Ihre Räder hatten nur ein 3-Gang Nabenschaltung.

Auf dem Gepäckträger hatte jeder eine Satteltasche und einen Seesack. Als Jugendliche haben die Freunde auch ihre Grenzen ausgelotet in Sachen Alkohol. Sie hatten öfters mal einen Vollrausch bei reichlichem Konsum von Bier und Schnaps. Mädchen spielten keine Rolle. Sie waren eine reine Männergesellschaft. Manchmal haben sie im Freien übernachtet, weil die Sommernächte warm waren.

5.2 Lehrwerkstatt 1967

Antons 3,5 Jahre Lehrzeit als Starkstrom-Elektriker verlief im ersten Jahr gemeinsam identisch mit der Lehre der Maschinenschlosser. Historisch betrachtet ist der Elektriker-Beruf aus dem Schlosserberuf hervorgegangen mit dem Beginn der Elektrifizierung.

Der Schlosserberuf ist aus dem Beruf des Schmieds entstanden, als es die ersten mechanischen Maschinen gab Der Beruf des Schmieds ist also am ältesten. Demzufolge hat Anton in der Schmiede gelernt, im Schmiedefeuer Stahl zum Glühen zu bringen, bis er hellgelb war, und mit dem Schmiedehammer auf dem Amboss den Stahl zu formen als Haken, Öse Winkel, usw.

Anton erlernte das Schweißen in der Schweißerei, und zwar Lichtbogenschweißen, autogenes Schweißen mit Gasflaschen (Sauerstoff und Acetylen). Anton war in der Dreherei an der Drehbank und an der Fräse. Er hat das Meißeln und das Nieten gelernt sowie das Bohren an der Ständerbohrmaschine. An seiner Werkbank lernte er das Feilen mit der Schruppfeile und der Schlichtfeile sowie das Gewindeschneiden.

Erst danach begann die Zusatzausbildung zum Elektriker. Damals war die Elektronik noch nicht erfunden. Es gab nur Starkstrom, d. h. Elektromotoren und Steuerungen in Schützen- oder Relaistechnik und natürlich elektrisches Licht. Und es gab nur Röhrentechnik (Radioröhren mit Vakuum) und Mechanik bzw. Feinmechanik. Anton musste Erdkabel absetzen, die früher noch mit Öl gefüllt waren und lernte, Kunststoffkabel und Leitungen abzuisolieren.

Auf einem Montageblech montierte er Sicherungen, Schütze, Relais, etc. Und er hat diese Geräte verdrahtet mit massiven Leitungen nach Stromlaufplan zu einer elektrischen Steuerung. Die Leitungen (Adern) mussten exakt im Winkel gebogen werden beim Verlegen und über einen "Schwanenhals" an den Klemmen angeschlossen werden. Darauf haben Antons Lehrmeister großen Wert gelegt.

In der Werkschule wurden die Lehrlinge parallel zu der Berufsschule in Theorie unterrichtet. Mit Beginn des dritten Lehrjahres nach 2 Jahren durchliefen sie dann die E-Betriebe im Werksgelände. Antons Elektriker-Lehrjahr bestand aus insgesamt zwölf Lehrlingen. Das Maschinenschlosserlehrjahr bestand ebenfalls aus 12 Lehrlingen. Erst nach Ablauf von 2 Jahren, wenn sie in der Lehrwerkstatt fertig waren mit der Grundausbildung, wurden wieder neue Lehrlinge eingestellt.

Es war sehr schwer, beim Stahlkonzern eine Lehrstelle zu bekommen und es gab einen Eignungstest, wo stark gesiebt wurde. Mittelschüler hatten bessere Chancen. Bei dem Eignungstest wurde das technische Verständnis, das räumliche Sehen, manuelle Fertigkeiten, IQ-Test, abstraktes Denken überprüft. Nur ein kleiner Anteil wurde eingestellt, weil es viele Bewerber gab.

Anton erinnert sich nach über 50 Jahren noch teilweise an die Namen und an alle Gesichter von damals. Sein Schlossermeister war der Herr Busse. Seine Elektromeister waren der Herr Mielke und der Herr Schröter. Der Leiter der Lehrwerkstatt war der Herr Karau. Seine Lehrjahrs-Kollegen waren Friedrich, (sein Freund), Alfred (sein Freund), Heino (sein Klassenkamerad von der Mittelschule), Willi.

Die Erinnerung daran, an die Örtlichkeiten und seine Kollegen ist bis heute in Antons Kopf detailliert lebendig, als wenn es gestern war.

5.3 E-Betriebe Stahlkonzern

Mit Beginn des dritten Lehrjahrs wurden Anton und seine Lehrjahrs Kollegen raus in die E-Betriebe auf dem Gelände des Stahlkonzerns geschickt, um praktische Berufserfahrung vor Ort zu sammeln. Sie haben der Reihe nach die einzelnen E-Betriebe durchlaufen. Die Lehrlinge haben bei einer Störungsbeseitigung einen Gesellen begleitet, dabei zugeschaut und geholfen. Anton hat in diesen letzten eineinhalb Jahren viel gelernt und sich handwerkliches Geschick angeeignet.

Auf dem Gelände des Stahlkonzerns befanden sich Hochöfen, Stahlwerk, Warmwalzwerk, Kaltwalzwerk. Die einzelnen Fabrikhallen waren mit Eisenbahnschienen verbunden, auf denen werkseigene Güterzüge mit Dieselloks fuhren. Diese Produktionsstätten hat Anton alle während der Starkstromelektriker-Lehrzeit durchlaufen.

Weil Kohle und Stahl eng verbunden sind, war die Mentalität der Arbeiter vergleichbar mit der von den Kumpels untertage im Kohlebergbau. Rauh, aber herzlich war diese reine Männergesellschaft in den 60er Jahren. Anton hat sich in diesem Milieu sehr wohl gefühlt und eine schöne Zeit verbracht.

Emotional ging es Anton damals sehr gut, und er war voll zufrieden. Aber er war zu schlau, um sein Leben lang als Starkstromelektriker zu arbeiten. Damals zeichnete sich schon die innere Bruchstelle ab zwischen romantischer Neigung einerseits und technischer Prägung andererseits,

Am besten hat es Anton, 18-jährig, auf der Tagschicht im Warmwalzwerk gefallen, als er im dritten Lehrjahr war. Sein Vorarbeiter war Jochen und die Gesellen waren Ingo, Heinz, Alfred und der Schlosser Günter. Diese Gruppe war im gesamten Warmwalzwerk für die Wartung und Reparatur der elektrischen Ausrüstung zuständig.

Während der Frühstückspause und Mittagspause saßen die Männer in der Bude im Motorenhaus, möbliert mit Tisch, Stühlen und Kühlschrank. Von zu Hause hatten sie belegte Brote und eine Thermoskanne Kaffee mitgebracht.

Dass Anton sich in dieser gefährlichen Arbeitswelt so wohlfühlte, wo glühender Stahl bei etwa 1.000 Grad Celsius verarbeitet wurde und wo die Belegschaft nur aus Männern bestand, die einen schlichten, derben Umgangston pflegten, lag an der „Industrieromantik“ dieses Stahlkonzerns.

Der Arbeitsprozess war anno dazumal im Gegensatz zu heute überschaubar, weil er mit allen Sinnen begreifbar war. Das beste Beispiel ist der Vergleich einer Dampflokomotive, die Romantik verkörpert, einerseits und der Triebkopf eines ICE-Zuges andererseits.

Bei der Dampflokomotive ist die Funktion in ihren komplexen Einzelteilen begreifbar, beim ICE-Triebkopf hingegen anonym, kalt und undurchsichtig.

Das gleiche gilt auch für die nach der Lehre folgende Bundeswehrzeit, wo Anton sich behauptet hat, und sehr wohl fühlte unter den Soldaten in der Kaserne mit ebenfalls derben, ruppigen Verhaltensweisen. Dort war ebenfalls das Kasernenleben überschaubar und im weiteren Sinne romantisch.

Antons Sensibilität lag nicht darin, dass er ein Weichling wäre, sondern dass er eine innere Bruchstelle zwischen Romantik und Mathematik in sich trug, wie schon zuvor einmal erwähnt. Und das war eine tickende Zeitbombe, welche später dann in seine Schizophrenie führte. Zumal die preußische Erziehung durch Antons Vater diese Bruchstelle zusätzlich schwächte.

Als Brandbeschleuniger kam Antons verhängnisvoller Perfektionismus hinzu, der teils angeboren, teils anerzogen war. Dieser hat dann spätestens „das Fass zum Überlaufen“ gebracht und nach einigen Jahren in die Katastrophe geführt.

Der angeborene Teil des Perfektionismus war Antons mathematische Facette seines Wesens. Die anerzogene Facette war durch Antons Vater verursacht, weil er seinen

Sohn immer zum Streben animiert hat und Anton wollte, dass seine Eltern stolz auf ihn sind.

Durch die mathematische Orientierung während seines Ingenieurstudiums und dann später im Beruf wurde Antons Perfektionismus verstärkt und seine romantische Ader ist verkümmert. In diesem Spannungsfeld traten erste psychische Symptome auf in Form von depressiver Verstimmung. Doch davon später.

Weil diese „Arbeitswut", gepaart mit Antons preußischen Tugenden ein Raubbau an seiner psychischen Gesundheit war, kam es nach 12 Jahren zum Kollaps, dem Ausbruch seiner Schizophrenie, was noch genauer durchleuchtet wird.

In der Tagschicht im Warmwalzwerk hat Anton als Lehrling am meisten gelernt. Besonders eindrucksvoll waren die großen Walzmotoren im Motorenhaus der Blockstraße, die so groß wie ein Haus und begehbar waren. Bei diesen Gleichstrommotoren mussten regelmäßig die Kohlebürsten am Kollektor ausgetauscht werden. Anton hat dabei mitgeholfen.

Weil die Walzstraße dreckig war vom Walzen des gelb glühenden Stahlbandes, waren die Antriebsmotoren der Walzgerüste in durch Blechwände abgetrennten Motoren-

Häusern untergebracht, wo gute gefilterte Raumluft herrschte.

Beim Wechseln der Leuchtstoffröhren der Hallenbeleuchtung hat Anton auch oft mitgearbeitet. Dabei mussten die Elektriker oben auf den Hallenkran klettern, um an die Beleuchtung zu gelangen. Oft gab es Störungen in den Schützengerüsten, wenn ein Schütz klebte oder ein Motorschutzschalter ausgelöst hatte,

Anton hat sich sehr wohl gefühlt bei dieser Arbeit und in dieser Arbeitswelt und hat seinen Eltern davon zu Hause viel erzählt. Seinen schmutzigen Blaumann (Arbeitsanzug) hat Anton mit nach Hause genommen, damit seine Mutter es waschen konnte.

Im gesamten Werk war Helmpflicht mit verschieden Farben, wie folgt: ROT: Elektriker, BLAU: Schlosser, GRÜN: Produktion, WEISS: Ingenieur, etc.

Am längsten war Anton bei den Elektrikern in der Fertigstraße des Walzwalzwerkes in der Frühschicht. Als Lehrling durfte Anton nur die Frühschicht machen. Die Elektriker saßen in einem Aufenthaltsraum, der an die Werkstatt grenzte. Die meiste Zeit gab es nichts zu tun und Anton und die Gesellen haben sich unterhalten.

Bei elektrischer Störung schnarrte der akustische Signalmelder. Die Elektriker sind dann herausgerannt an die Bedienungstafel im Motorenhaus, wo an den Meldetableaus die Störung lokalisiert wurde. Danach haben die Elektriker den Störungsort aufgesucht und die Ursache beseitigt. Im Laufe der Zeit hat Anton viel von der Technologie der Stahlerzeugung gelernt.

Die Halle des Warmwalzwerkes war unterteilt in Blockstraße, Vorstraße und Fertigstraße. In der Blockstraße wurde der gelbglühende Stahlblock im Walzgerüst zu einer Bramme ausgewalzt, die über einen Rollgang zur Vorstraße transportiert wurde: Dort wurde die Bramme zu Grobblech ausgewalzt.

Weiter gings über den Rollgang zur Fertigstraße, wo schließlich das fertige Feinblech gewalzt wird. Das gelbglühende Stahlband wird dann mit Wasserduschen abgekühlt und aufgewickelt.

Während seiner Lehrzeit hat Anton regelmäßig Alkohol getrunken und geraucht, so wie seine Freunde und Kollegen auch. Er hat auch auf viele Partys mitgefeiert, fühlte sich wohl dabei als Jugendlicher und es gab keinerlei Probleme.

Im dritten Lehrjahr hat Anton bei einem Kollegen mit dem gesamten Lehrjahr Polterabend gefeiert. Das war etwa anno 1968. Das Brautpaar musste heiraten seitens der Eltern, weil der Bräutigam die Braut geschwängert hatte.

So war es damals der Brauch. Das Baby war schon geboren.

Anton hat tüchtig mitgefeiert mit Weinbrand und Bier. Nach der Feier ist Anton mit Alfred, Friedrich und Willi mit der Straßenbahn heimgefahren. Sie hatten den gleichen Weg. Bei den Haltestellen ist Anton öfters kurz ausgestiegen, weil er sich übergeben musste.

Zu Hause eingetroffen am frühen Morgen hat Anton sich gleich schlafen gelegt. Alles drehte sich und er fiel in ein schwarzes Loch und war weg. Dann schlief er seinen Rausch aus.

Während der Lehrzeit war Anton auch viel mit seinem Freund Alfred zusammen, welcher auch in seinem Lehrjahr war. Mit 18 Jahren hat Alfred seinen Führerschein gemacht und einen alten VW-Käfer gekauft. Sie haben gemeinsam viele Autotouren gemacht und waren u. a. in Edam/ Holland und Kopenhagen/ Dänemark.

Anton ist mit Alfred in dessen alten VW-Käfer am Abend nach Holland gefahren für etwa eine Woche. Die beiden Freunde sind die ganze Nacht durchgefahren und haben sich am Steuer abgewechselt. Als sie in Edam angekommen sind, haben sie auf einem Campingplatz Quartier aufgeschlagen.

Alfred hatte ein Steilwandzelt dabei und auf dem Campingkocher Essen zubereitet. Sie hatten eine schöne Zeit und haben sich beide gut verstanden. Abends sind sie in die Diskothek zum Tanzen gefallen. Die Stadt war sehr malerisch mit ihren Kanälen (Grachten) und Hubbrücken.

Bei der Tour nach Kopenhagen/Dänemark haben Alfred und Anton eine Anhalterin mitgenommen, die getrampt ist und aus der Schweiz kam. Sie ist für zwei Tage mitgereist und wollte weiter nach Grönland.

Anton und Alfred haben abends einen Elektronik-Kursus in der Abendschule besucht. In dem Stahlkonzern, wo sie ihre Lehre machten, gab es kaum Elektronik, sondern nur Schützentechnik und Röhrentechnik.

In den 60er Jahren setzte sich die Halbleitertechnik rasant durch und verdrängte die alte Technik. Die beiden Freunde waren sehr wissbegierig und taten alles, um sich auf ihr späteres Ingenieurstudium vorzubereiten. Dabei war Alfred die treibende Kraft. Auch hier haben sie wechselweise den Unterrichtsstoff mit Schreibmaschine ausgearbeitet für ihre Unterlagen.

Die Elektronik verdrängte in den 60er Jahren die Feinmechanik und die Röhrentechnik (Radioröhre). Weil Antons Stahlfirma 1955 gebaut worden war, wurde in den elektrischen Schaltanlagen dort noch keine Elektronik eingesetzt. Daher haben sein Kollege und Freund Alfred und Anton 1968 in der Abendschule Elektronik-Kurse besucht.

Die moderne Welt der Halbleiter war völlig neu und faszinierend und bot völlig neue technische Möglichkeiten. Die neuen Bauelemente hießen: Transistor, Diode, Leuchtdiode, Schichtwiderstand, Kondensator, Feldeffekttransistor FET, etc.

Dadurch konnte man mobile Batterie betriebene elektronische Geräte benutzen ohne Steckdose. Es gab z. B. die ersten tragbaren Transistorradios, die die Leute ins Freibad auf die Liegewiese mitnehmen konnten. In der Abendschule haben sie gelernt, elektronische Schaltpläne zu verstehen und auch selbst anzufertigen.

Während der Unterrichtsstunde haben Alfred und Anton fleißig mitgeschrieben und mit gezeichnet. Abwechselnd haben Alfred bzw. er zu Hause den neuen Unterrichtsstoff ausgearbeitet und mit der mechanischen Schreibmaschine mit Blaupapier für das Duplikat die neuen Infos als Text verfasst und die Schaltpläne mit Kugelschreiber und Schablone gezeichnet.

Seine engsten Freunde Alfred, Friedrich, Ulli wollten auch alle Ingenieure werden. Sie kamen alle aus

Arbeiterfamilien. Das war ein Beruf, von dem damals viele Jungen schwärmten und der ein hohes Ansehen genoss.

Mit der neuen Elektronik gab es auch neue Anwendungsmöglichkeiten. Man konnte z. B. Zählwerke oder Schieberegister bauen. Und natürlich logische Schaltungen, die der Booleschen Algebra folgten. Das waren dann die ersten Gehversuche in der Digitaltechnik. Weil nur wenige Jahre später die integrierten Schaltkreise (IC) folgten, verbreitete diese Technik sich immer mehr.

Zuerst wurden diese integrierten Schaltkreise in Module eingegossen, um so z. B. im Fernseher oder in der elektronischen Steuerung eingesetzt zu werden. Später waren diese integrierten Schaltkreise als die typischen langen Käfer (IC) – Chips - mit vielen Lötbeinchen anzutreffen.

Bei den elektronischen Schaltungen wurden diskrete Bauelemente, wie Transistor, Diode, etc., aber auch Chips -IC (integrierter Schaltkreis) auf eine Leiterplatte gesteckt und über Leiterbahnen verbunden. Dadurch brauchte man nicht umständlich mit dem Lötkolben zu hantieren bei der Montage. Diese elektronischen Schaltungen verdrängten dann die Schützensteuerungen und Relaissteuerungen sowie Feinmechanik. Alfred und Anton sind mit der

Straßenbahn in die Bremer Innenstadt abends zur Abendschule nach Feierabend gefahren. Das waren lange Tage. Erst die Arbeit im Stahlkonzern und dann abends die Schulbank drücken.

5.4 Impressionen Stahlkonzern

Dieses Hüttenwerk wurde etwa 1955 in Westdeutschland neu gebaut. Der Umgangston in dieser reinen Männerwelt war sehr rau und derb, so wie bei den Kumpels Untertage im Kohlebergbau. Kohle und Stahl gehörten ja schon immer eng zusammen. Sogar das Vokabular war ähnlich.

Das Warmwalzwerk hatte eine Hallenlänge von etwa 2 km und bestand aus der Blockstraße, der Vorstraße und der Fertigstraße. Anton war in der Fertigstraße Eb5 als Erster Elektriker beschäftigt. Als Erster Elektriker hatte Anton auch einen Schlüssel zur Hochspannungs-Schaltanlage.

In der Nachtschicht waren Anton und seine Kollegen in ihrer Elektriker-Bude zu zweit. Ihr Vorarbeiter saß oben in der Meisterbude und war auch für die Vorstraße und Blockstraße zuständig. Ihre Aufgabe bestand darin, bei einer elektrischen Störung an der Walzstraße den Fehler schnellstmöglich zu beseitigen, wenn die Sirene z.B. um 2 Uhr nachts heulte. Man wusste vorher nie, was einen da draußen erwartet.

Ein Produktionsausfall kam dem Stahlkonzern teuer zu stehen. Wenn die Stahlproduktion störungsfrei lief, hatten Anton und seine Kollegen nichts zu tun und haben sich unterhalten. Und das für gutes Geld. Manchmal schaute ihr Vorarbeiter mal kurz rein.

Auf dem gesamten Werksgelände bestand Helmpflicht mit verschiedenen Helm-Farben, wie folgt: Ingenieure und Techniker: weißer Helm, Elektriker: roter Helm, Schlosser: blauer Helm, Steuerleute: grüner Helm, Kranfahrer: schwarzer Helm. Bei großen Störungen mussten oft Schlosser, Elektriker, Steuerleute, Kranfahrer zusammenarbeiten.

Da waren die Helm-Farben wichtig zur Orientierung. Das war z. B. der Fall bei einem "Hochgeher", wenn das glühende Stahlband zwischen zwei Walzgerüsten Richtung Hallendecke steil emporschoss, sich dabei zusammenschob zu einem Knäuel und dadurch viele Maschinenteile mitriss und zerstörte.

Dies war die schlimmste Störung und lebensgefährlich für die Steuerleute an den Walzgerüsten. Bei Störung ertönte die Sirene bei Anton im Motorenhaus. An einem zentralen Meldetableau wurde der Störungsort angezeigt. Aus der Wechselsprechanlage schnarrte eine Stimme: "Hallo Elektriker, wir haben Probleme..."

Unproblematisch war es, wenn die Störung im Schalthaus lag. Etwa ein ausgelöster Motorschutzschalter oder ein klebender Schützkontakt. Störungen direkt an der Walzstraße waren dagegen brandgefährlich wegen rotierender Maschinenteile, freiliegender Mechanismen, extremer Hitze des Walzstahls oder mit heißem Kühlwasser gefüllter tiefer Schlingengruben und Schrottgruben. Überall Dreck durch Zunder, Ruß, Staub, Hydrauliköl.

Man musste hochkonzentriert sein und viel Erfahrung haben. Blitzschnelle Einschätzung, wo sind der Boden oder die Wände sehr heiß, wo sind Geräte unter elektrischer Spannung, wo muss man sich bücken wegen Kopf. Welche Maschinenteile sind fest und welche beweglich, z. B. rotieren. Warnschilder gab es nämlich nicht. Trotz Stress und Erfolgszwang galt es besonnen zu sein und nicht leichtsinnig zu werden und trotzdem in Windeseile die Störquelle zu lokalisieren und zu beseitigen. An sich ein Widerspruch.

Der Stahlkonzern lag nur etwa 7 km Luftlinie entfernt von Antons elterlicher Wohnung auf dem anderen Flussufer. Straßenkilometer mit dem Auto oder Fahrrad waren es wesentlich mehr, etwa 16 km. über mehrere Stadtteile ins Industriegebiet.

Weil Anton den Stahlkonzern als Werksangehöriger gut kannte, war ihm die Geräuschkulisse von der Stahlfirma vertraut. Besonders bei Nebelluft war die Firma dann akustisch nahe. Ebenso wie das Tuten der Signalhörner der Seeschiffe auf dem Fluss. Interessant sind dabei die in seinem Gedächtnis bis heute konservierte Assoziationen zwischen gehörtem Geräusch und dem ihm bekanntem Produktionsablauf bei dem Stahlkonzern. Er konnte die einzelnen Geräusche bestimmten Maschinen zuordnen.

Vom anderen Fluss Ufer aus war die Silhouette von der Firma klein, aber deutlich am Horizont zu sehen, weil davor unbebautes Brachland sich erstreckte. Optisch eindrucksvoll war der blutrote Himmel in der gesamten Farbpalette von Rot bis Gelb über dem Stahlkonzern beim Abstich am Hochofen. Beim Abstich läuft das aus Eisenerz geschmolzene Roheisen ab in riesige Roheisenpfannen.

Akustisch konnte Anton jedes Geräusch identifizieren und zuordnen. Das Poltern und Rumpeln der Blockstraße. Das Zischen und Rauschen beim Abduschen des glühenden Stahlbandes in der Fertigstraße Das Plopp...plopp. Plopp der Bramme auf dem Rollgang in der Vorstraße Das Quietschen der Brems-Hydraulik der Antriebe.

Das Kreischen und Scheppern beim Rangieren der werkseigenen Eisenbahnwaggons. Hauptsächlich war ein Grundrauschen aus der Ferne zu hören, aus dem die einzelnen Anton bekannten Geräusche der jeweiligen Maschinen herauszuhören waren.

Als Anton mit seinen Eltern etwa 1959 innerhalb der Stadt umgezogen ist, gab es die Stahlfirma bereits. Ab 1966 war Anton dann Lehrling dort.

Anton hat intensive Erinnerungen und Emotionen dieser 60er Jahre. So ein Hüttenwerk war wie ein wildes Tier: unheimlich, unberechenbar und lebensfeindlich Unfallverhütungs-Vorschriften gab es damals nicht, weswegen viele schwere Arbeitsunfälle, oft tödlich, passierten. Überall gelb-glühender Stahl mit etwa 1.000 (!) Grad Celsius Temperatur. Da verdampft der menschliche Körper sofort bei Kontakt oder bereits bei zu geringem Abstand.

Dann waren da die Schrottwickler, rotierenden Walzen und Motorwellen. Alles ohne Schutzgitter oder Warnschilder. Neulingen wurde zuerst beigebracht, mit Händen in den Hosentaschen zu laufen, um nicht mit dem Ärmel hineinzugeraten.

Von der Kellerdecke unter der Walzstraße tropfte heißes Wasser von der Walzenkühlung, und es bildeten sich auf dem Kellerboden Pfützen. Überall fauchte und zischte es von der Hydraulik der Walzstraße, und es bildeten sich

Ölschlieren in den Wasserpfützen. Der Stahl polterte laut und dumpf auf dem Rollgang über Anton.

Anton hat jetzt wieder die Geräusche und Bilder in seinem Kopf sowie die damaligen Emotionen dazu. Er geht gedanklich durch die Werkshallen, als wenn es gestern war. Anton sieht die Gesichter seiner Kollegen.

Mit erst 16 Jahren kam Anton zum ersten Mal in dieses Hüttenwerk. Der Stahlkonzern zog Anton sofort magisch in seinen Bann. Und verstärkte seinen Wunsch, Ingenieur werden zu wollen. Die gigantischen Abmessungen des Werkgeländes faszinierten ihn sofort. Der Stahlkonzern hatte einen eigenen Überseehafen am Fluss neben einem eigenen Bundesbahn-Güterbahnhof. Zwischen den kilometerlangen (!) Werkshallen gab es ein eigenes Eisenbahnschienennetz. Darauf fuhren werkseigene Güterzüge.

Als Lehrling hat Anton alle Elektro-Betriebe durchlaufen, von: Hochöfen, Stahlwerk, Warmwalzwerk, Kaltwalzwerk, Zementwerk, Elektromotoren-Instandsetzung. Als Student hat Anton später in den Semesterferien als Erster Elektriker im Warmwalzwerk Eb 5 gearbeitet, und zwar nur Nachtschicht wegen der steuerfreien Nachtzuschläge.

Der Stahlkonzern produzierte Stahl ohne Pause rund um die Uhr in Wechselschicht, auch Ostern oder Pfingsten. Freiwillig Überstunden zu machen war kein Problem. Damals konnte man als Facharbeiter viel Geld verdienen, vor allem mit Überstunden und Schichtzulage. Viel mehr als die Beamten. Das war vor der Stahlkrise und es gab Vollbeschäftigung. Die Wirtschaft boomte. Deswegen hat Anton sich auch nicht bei der Bundeswehr als Zeitsoldat gemeldet, sondern seine 18-monatige Wehrpflicht abgeleistet.

Mit Beginn des dritten Lehrjahrs hat Anton im Stahlkonzern die verschiedenen Elektro-Betriebe durchlaufen von Hochofen, Stahlwerk, Walzwerke, etc. Davor war Anton etwa 2 Jahre lang in der Lehrwerkstatt zur Grundausbildung. Wenn Anton im Elektro-Betrieb als Lehrling gearbeitet hat, durfte er nur die Frühschicht machen von 6 bis 14 Uhr.

Anton ist um 4 Uhr 30 aufgestanden und zu Fuß durch den angrenzenden Park gelaufen zu der Haltestelle an der Hauptstraße. Der Werksbus kam aus der Nachbarstadt und hielt dort. Anton ist da eingestiegen. Beim Stahlkonzern angekommen, fuhren sie auf einen riesigen, unbefestigten Platz mitten auf dem Werksgelände, wo die anderen Werksbusse hielten.

Die Busse kamen aus allen Himmelsrichtungen, aus den umliegenden Dörfern und Städten. Dann sind die Arbeiter zwischen den Bussen umgestiegen. Die Busse fuhren nämlich weiter zu den verschiedenen Werkshallen, wie Stahlwerk, Warmwalzwerk, etc.

Zuerst sind sie in die "Kaue" (Belegschaftsgebäude mit Umkleide und Dusche) gegangen. Dort waren ihre Spinde (Schränke in Umkleide). In Arbeitskleidung sind sie dann rüber gelaufen zur Werkshalle. Dort war am zentralen Eingangstor die Stechuhr, wo Anton den Arbeitsbeginn und das Arbeitsende gestempelt hat. Es waren Stempelkarten aus Pappe, worauf die Uhrzeit drauf gestempelt wurde. Danach sind sie zu ihrem Arbeitsplatz im Motorenhaus gelaufen.

Nach Schichtende ging der ganze Ablauf in umgekehrter Reihenfolge. In der Kaue (Umkleide) hat Anton seine Arbeitskleidung ausgezogen und ist in Badelatschen splitternackt zwischen den Spinden die Gänge entlang zur Massendusche gelaufen. Geduscht wurde grundsätzlich nach jedem Arbeitsende, bevor sie nach Hause fuhren, weil die Arbeit so schmutzig war, der Stahlkonzern wurde ja 1955 gebaut und dementsprechend primitiv war die Massendusche.

Die Wasserrohre waren sichtbar verlegt mit Billig-Brausen. Heute undenkbar. Es waren 17-jährige bis 66-jährige nackte Männer in der Massendusche. Mit athletischen Körpern, normal oder fettleibig. Hünen, normal groß und "Zwerge". Alles war vertreten. In der Umkleide hat ständig der Kauen-Wärter (Putzkraft) mit Schrubber und Feudel hinter uns her geputzt, weil die Männer ja mit dreckigen Arbeitsstiefeln hereingegangen waren. Ihre Arbeitsstiefel hatten Stahlkappen und eine Hitze und Säure beständige Sohle.

Bis in die 60er-Jahre hinein haben die Arbeitnehmer ihren Lohn wöchentlich im Lohnbüro in einer Lohntüte in bar ausgezahlt bekommen. Am Werkseingang vom Stahlkonzern war eine Kneipe und so mancher Arbeiter hat dort seinem Wochenlohn gleich am Spielautomaten verzockt oder versoffen. Girokontos mit Überweisung gab es dann erst ab Mitte der 60er-Jahre. Davor gab es Geldbriefträger, die das Geld bar nach Hause zustellten.

Viele Arbeiter kamen mit dem Moped zur Arbeit, Marke Kreidler. Scherzhaft genannt "Bock". Ein Kollege fuhr eine BMW-Isetta, wo man an der Front einsteigt und beim Aufmachen das Steuerrad zur Seite schwenkt. Da ist Anton mal mitgefahren. Viele kamen mit der Straßenbahn zur Arbeit. Die Endstation war vor dem Werkseingang. Davor lag eine Öl Raffinerie.

Der Straßenbahnfahrer musste stehen und hat mit der Kurbel den Controller des Elektromotors betätigt. Dabei lehnte er an einer Art Fahrradsattel, der an einer senkrechten Haltestange montiert war. Die Türen standen während der Fahrt offen.

5.5 Tagesschicht Eb5 1968

Die Tagesschicht war in der Holzbude im Motorenhaus der Fertigstraße im Warmwalzwerk.

Im dritten Lehrjahr war Anton längere Zeit in dieser Tagesschicht. Seine Kollegen (alles Elektriker) dort waren, wie folgt: Jochen (Vorarbeiter) 40 J. Jochen war dick und hatte eine Glatze mit Haarkranz. Günter (Schlosser) 35 J. Günter war klein und rundlich und hatte rote Wangen mit vielen Äderchen im Gesicht. Ingo 35 J. Ingo war schlank und schwarzhaarig mit breiten Koteletten und war Kumpeltyp. Alfred war Spätaussiedler (Russlanddeutscher) 50 J war klein und stämmig und schweigsam. Heinz 35 J war sportlich und drahtig und gebildet(?) Keine Ahnung. Sie alle haben ihn nämlich inhaltlich nicht verstanden, wenn er so abgehoben geredet hat. Hans Bielefeld 50 J väterlicher Typ war Betreuer für die Lehrlinge.

An diese Tagesschicht hat Anton besonders gute Erinnerungen. Ihre Aufgabe bestand darin, kleinere Reparaturarbeiten im gesamten Warmwalzwerk zu erledigen, also auch in der Blockstraße und der Vorstraße. Schwerpunktmäßig haben sie mittels des Hallenkrans die defekten Leuchtstoffröhren der Hallenbeleuchtung ausgewechselt. Sie haben Kraftsteckdosen an

Hallenträgern angeschweißt und montiert und neue Stromkabel verlegt. An Motoren waren Kohlebürsten oder Lager auszutauschen und an den Steuerpulten waren Drucktaster oder Meldeleuchten zu wechseln.

Anton wurde immer von seinem Kollegen Ingo mitgenommen. Von ihm hat Anton viel gelernt. Sein Kollege Hans Bielefeld hat ihn einige Wochen lang im Materiallager im Keller der Vorstraße fabrikneue Schaltschränke mit Geräten bestücken und verdrahten lassen nach Stromlaufplan. Das war eine super geile Arbeit.

In der Elektrowerkstatt der Fertigstraße hat der "Lampen-Meier" die 2×2 m großen Quecksilberdampf-Gleichrichter repariert.

Einmal pro Woche wurde während der Frühschicht das komplette Warmwalzwerk stillgelegt zu Wartungszwecken. Dann wurden sämtliche Reparaturen und Umbauten durchgeführt. In diesem Zusammenhang erinnert Anton sich sehr gut an die Blockstraße, wo er auch mit der Tagesschicht von Eb5 öfters war. Bei der Blockstraße waren der Obermotor und der Untermotor der Walzen jeweils so groß wie ein Haus.

Diese Elektro-Motoren waren begehbar zu Wartungszwecken. Die obere Hälfte des Motors war über Flur im Motorenhaus, die untere Hälfte des Motors war Unterflur im Keller. Vom Motorenhaus gingen die meterdicken Motorwellen durch die Mauer in die abgetrennte Walzhalle zu dem Walzgerüst, weil die Walzhalle völlig verdreckt, war durch Ruß, Zunder, Staub. Beim Walzen herrschten rohe Urgewalten.

Die Blockbramme bestand aus paar Kubikmeter massiven gelb glühenden Stahl (1.000! Grad Celsius) mit dem geschätzten Gewicht einer Lokomotive. Aus der Blockbramme wurde eine Bramme ausgewalzt. Zu Beginn des Walzens gab es einen sehr lauten dumpfen Knall und das ganze Fundament, auf dem Anton stand, bebte und zitterte Furcht einflößend unter seinen Füssen. Dazu polterte und rumpelte es bedrohlich beim Auswalzen.

Die Walzenkühlung schleuderte gigantische Wassermassen mit voller Wucht auf die Blockbrammen, und es bildeten sich riesige das Walzgerüst einnebelnde wabernde Dampfschwaden. Der schwarze Zeiger an der großen weißen Walz-Uhr hoch oben am Walzgerüst rotierte schnell synchron mit dem Öffnen bzw. Schließen der Walzenanstellung. Zwischendurch wurde mit einem ohrenbetäubenden donnernden „Rums“ die Blockbramme umgeworfen, um sie von allen Seiten zu walzen.

Der Steuermann saß in einer Hitze dichten, wegen der flirrenden gleißenden Luft abgedunkelten Kabine direkt über dem Walzgerüst. Nach dem Auswalzen der Blockbramme zu einer Bramme verschwand diese mit einem monotonen Plopp...plopp... plopp-Geräusch über den Rollgang in Richtung Vorstraße.

Diese visuellen, akustischen, emotionalen Eindrücke sind jetzt bei Anton als alter Mann wieder lebendig in seiner Erinnerung geworden und faszinieren und fesseln ihn erneut so intensiv, wie damals vor 50 Jahren.

6. Bundeswehrzeit, anno 1969-1971

6.1 Rekrutenausbildung

Nach Ende der Lehrzeit Ende der 1960er Jahre musste Anton seine 18-monatige Wehrpflicht ableisten. Zuvor war jedoch die Musterung, bei der die Eignung der Männer geprüft wurde. Anton war tauglich und wurde im Spätsommer zur Bundeswehr eingezogen zu einem Artillerie Bataillon in einer Garnisonsstadt, nahe seinem Wohnort.

Anton ist am ersten Tag mit der Eisenbahn in diese Garnisonsstadt gefahren und hatte eine Reisetasche mit Kleidung dabei. Am dortigen Bahnhof angekommen sah er viele gleichaltrige 18-Jährige rumstehen auf dem Bahnhofsgelände.

Sie alle warteten darauf, von der Bundeswehr abgeholt zu werden, um zur Kaserne zu gelangen. Schließlich kam der Bundeswehr-LKW. Hinten auf der Ladefläche unter der Plane befanden sich Rücken an Rücken Holzbänke. Anton ist mit den anderen Männern auf die Ladefläche geklettert, seine Reisetasche dabei. Dann fuhren sie direkt in die Kaserne.

Bei der Bundeswehr hatte Anton eine gute Zeit, psychisch völlig beschwerdefrei, obwohl der Drill groß war. Obwohl er nur Wehrpflichtiger war und kein Zeitsoldat, hat er es bis zum Unteroffizier gebracht. Es gab eine gute Kameradschaft unter den Soldaten, aber Weicheier und Muttersöhnchen wurden verarscht und lächerlich gemacht.

Die Steinbaracken in der Kaserne stammten noch aus dem Zweiten Weltkrieg und waren sehr schlicht ausgestattet. Die Soldaten nannten die Baracken scherzhaft „Komfortbungalows“. Während der Rekrutenzeit lernte Anton das Marschieren in Formation und das Schießen mit dem Sturmgewehr und der Panzerfaust.

Im Gelände vor der Kaserne lernte er mit seinen Kameraden sich bei ABC-Alarm die ABC-Schutzmaske aufzusetzen und unter der ABC-Schutzplane in Deckung zu gehen. Auch lernte er aus dem Schützengraben das Gelände zu beobachten.

Den Rekruten wurde gezeigt, wie der Spind eingeräumt werden muss. Unterwäsche und Hemden mussten auf Format DIN A4 gefaltet werden. Hosen und Jacken ordentlich auf die Kleiderbügel gehängt werden. Das Bett musste akkurat „gebaut“ werden, Kopfkissen und Decke genau ausgerichtet werden. Da alles hat der Feldwebel genau kontrolliert.

Nach dem Zapfenstreich um 22 Uhr war Nachtruhe. Der Unteroffizier vom Dienst U v D ging von Stube zu Stube und kontrollierte, ob alle Rekruten anwesend waren, Der Stubenälteste musste Meldung machen und salutieren.

Bei der 3-monatigen Rekruten Ausbildung waren die Hilfsausbilder am schlimmsten. Das waren Gefreite, die 3 Monate vor Anton eingezogen wurden. Die Ausbilder waren Uffz (Unteroffizier) oder GUA (Gefreite UA). Die Ausbilder haben die Rekruten im Laufschritt aus ihren Stuben gejagt und draußen antreten lassen. Anton war in der B.- Kaserne, die neben der L.- Kaserne lag, wo die Panzergrenadiere lagen.

Das waren Fuß-Truppen, die sie geringschätzig „Spaten-Paulis“ nannten. Sie waren denen haushoch überlegen, weil sie Artilleristen waren in einer motorisierten Einheit. Der Hammer ist, dass Antons Vater schon 1937 bis 1938 vor dem Zweiten Weltkrieg hier an seinem Standort stationiert war und dort seinen Unteroffizierslehrgang gemacht hatte.

Die Hemden und Unterwäsche im Schrank mussten exakt auf DIN A4 gefaltet und zusammengelegt sein. Um 22 Uhr war Zapfenstreich. Dann kam der U v D (Unteroffizier vom Dienst) vorbei und der Stubenälteste musste Meldung machen und grüßen. Meistens hat der U v D dann mit der Hand oben auf den Schränken entlang gewischt und über die Hand gepustet. Dabei sagte er dann: "Sehen Sie mich noch?" Das sollte heißen, es müsste mal wieder Staub gewischt werden. Natürlich hat der U v D auch in die Schränke geschaut und unter das Bett.

Da die Gebäude aus der Zeit vor dem Zweiten Weltkrieg stammten, wie schon angedeutet, und in Antons Kaserne Steinbaracken standen, wurden sie im Scherz Komfortbungalows genannt, da nur ein Erdgeschoß vorhanden war. Genauso spartanisch waren die Massendusche und die vielen Waschbecken im Waschraum. Sehr krass und gewöhnungsbedürftig. Heute unvorstellbar! Zum Essen von der Unterkunft zur Kantine mussten die Rekruten im Verband marschieren unter Führung eines Unteroffiziers. Der Koch war ein Oberfeldwebel, der sogenannte Küchenbulle. In ihrer Unterkunft gab es die Wäschekammer, die ein Gefreiter betreute. Hier konnten sie ihre schmutzige Wäsche angeben und sauber wieder abholen.

In der Rekruten-Ausbildung wurden sie am Sturmgewehr ausgebildet und mussten in Stellung gehen und hinlegen mit Gewehr im Anschlag. Und ständig wurde herumgebrüllt. Schneller!! Hacken runter!! ABC-Alarm!! Dabei musste man die ABC-Schutzmaske aufsetzen und sich unter der ABC-Schutzplane verkriechen.

Heutzutage würde man sagen, sie wurden damals schikaniert. Aber teilweise fanden sie das normal, weil damals auch der Vater eine Autorität war, dem die Familie gehorchte, auch die Ehefrau. Die Emanzipations-Bewegung der Frauen kam dann wenige Jahre später.

Die Schwächlinge unter ihnen hatten einen sehr schweren Stand. Sie gingen zum „Sani“ (Sanitäter) und wurden, wenn sie Glück hatten, krankgeschrieben. Sie mussten dann Innendienst machen und durften in Turnschuhen rumlaufen anstelle von Stiefeln. Diese Leute wurden von den Soldaten gnadenlos ausgegrenzt und obendrein noch verarscht.

Bei den Rekruten war alles vertreten vom ganz Doofen bis ganz Schlauen. Nahe der Kantine war eine Wirtschaft, wo die Rekruten ihr Bier getrunken haben. Aber 22 Uhr war Zapfenstreich. Sie haben die Artillerie besungen, wie folgt: "Wir sind das Rak...Rak...Rak- Artillerieregiment von XXXX". Die Melodie dazu hat Anton noch im Ohr. Sie haben sich einen Spaß daraus gemacht, ihre Opfer unter den Tisch zu trinken.

Zum ersten Mal heimfahren (aber in Uniform) als Rekruten durften sie erst nach der Grußabnahme. Dabei lernten sie, militärisch zu salutieren. Man musste jeden ranghöheren Soldaten grüßen, auch außerhalb der Kaserne. Die Reservisten (weniger als 100 Tage bis zur Entlassung) sind mit einem Maßband in der Hosentasche herumgelaufen und haben jeden Tag einen Zentimeter abgeschnitten. Vereinzelt hat Anton noch ehemalige

Wehrmachtssoldaten angetroffen. Denn der Krieg war ja damals erst 25 Jahre her.

Als Rekrut im Raketenartillerie-Bataillon gab es folgende Kommandos beim Morgen-Appell: Spieß brüllt: "Batterie antreten!", "Stillgestanden!", "Richt euch!", "Augen geradeaus!", "Achtung!" Spieß salutiert und brüllt: " Herr Hauptmann Batterie angetreten!" Hauptmann brüllt: "Morgen Batterie!", Batterie brüllt im Chor: "Morgen Herr Hauptmann!" Hauptmann brüllt: "Rührt euch!", Hauptmann verkündet den Tagesbefehl.

6.2 Unteroffizier-Anwärter-Ausbildung, anno 1970

Anton erinnert sich noch an Namen und hat viele Gesichter von Kameraden vor seinem geistigen Auge. Sein Batteriechef war Oberleutnant xxx und sein Zugführer war Oberfeldwebel xxx Aus dem Vermessungszug haben sich zwei Wehrpflichtige freiwillig zum Unteroffizierslehrgang gemeldet. Aus Antons Feuerleitzug hat sich neben ihm ein weiterer Kamerad freiwillig gemeldet. Er hieß Peter R.

Sie alle wollten das Optimum aus ihrer Soldatenzeit rausholen und neu dazu lernen. Zuerst mussten sie dazu die 3-monatige Unteroffizier-Anwärter-Ausbildung durchlaufen. Besonders viel Sport stand auf dem Stundenplan. Leichtathletik, Geräteturnen und Schwimmen im Hallenbad am Standort. Sie sind oft zur Schießanlage marschiert. Sie wurden geschult an dem Sturmgewehr G3, Maschinenpistole, Maschinengewehr, Panzerfaust, Pistole. Dabei wurde mit scharfer Munition geschossen.

Sie waren viel im Übungsgelände vor der Kaserne im Schützengraben und haben gelernt, im offenen Gelände sich zu verstecken und zu tarnen. Das Highlight des Lehrgangs war ein 60 km Orientierungsmarsch. Dazu wurden sie Freitagmittag mit LKWs etwa 60 km aus der

Kaserne rausgefahren in ein fast unbewohntes Gebiet mit vereinzelt winzigen Dörflein. Dort mussten sie aussteigen. Die Soldaten hatten alle ihren Kampfanzug an und Sturmgepäck auf dem Rücken sowie links an der Hüfte die ABC-Schutzmaske in einer Tasche. Außerdem ihr Sturmgewehr G3, natürlich ohne Munition. Sie trugen ihre Kampfstiefel und Stahlhelm.

Es wurden Gruppen zu je 4 Mann gebildet und sie bekamen den Befehl, die 60 km von jetzt nachmittags die ganze Nacht durch bis zum nächsten Tag 12 Uhr mittags zur Kaserne zu Fuß zurückzulaufen mit Hilfe von Generalstabskarte und Kompass unter Kriegsbedingungen.

Dabei durften sie sich keinen Siedlungen und Zivilisten nähern, sondern mussten in der Wildnis zurückmarschieren. Sie mussten dabei viele markierte Punkte im Gelände anlaufen, wo geheime Botschaften versteckt waren, die sie lesen und aufschreiben mussten.

Dadurch konnte ihr Oberleutnant kontrollieren, ob sie die vorgeschriebene Route zurückmarschiert sind oder nicht einfach mit einem vorbeifahrenden Auto getrampt sind. Antons Oberleutnant ist die ganze Nacht durch mit seinem Jeep herumgefahren, um sie zu kontrollieren. Sie mussten auch bestimmte militärische Aufgaben lösen.

So mussten sie ohne Hilfsmittel einen breiten Bach überqueren, wobei sie natürlich nasse Füße kriegten und sich Blasen gelaufen haben. Mitten in der Nacht haben sie vier sich in einem Kornfeld versteckt, um mal 2 Stunden zu schlafen. Sie waren pünktlich bis 12 Uhr Mittag zurück in der Kaserne. Danach war Stuben und Revier reinigen und sie konnten über das Wochenende zu den Eltern nach Hause fahren.

Das alles hat Anton nicht geschadet und obwohl ein ernster Hintergrund vorhanden war, hat er sich wohlgefühlt und wurde allerseits anerkannt.

6.3 Seine Frau Sabine kennengelernt

Während der Bundeswehrzeit hat Anton seine spätere Frau Sabine kennengelernt. Antons Vater war gegen diese Beziehung, weil, wie er wörtlich sagte, Sabines Eltern „Flüchtlinge“ aus den ehemaligen deutschen Ostgebieten waren und ihr Vater „Hilfsarbeiter“ war.

Außerdem war sie katholisch im Gegensatz zu Anton, der evangelisch war. Dabei war Antons Vater Torfarbeiter gewesen, bevor er zur Polizei ging und kam aus bitterarmen Verhältnissen. Aber schließlich hat Anton sich gegen den Willen seiner Eltern durchgesetzt.

Während seiner Bundeswehrzeit ist Anton mit Sabine gegangen. Die beiden habe sich öfters nach Dienstschluss getroffen. Ein Auto besaß Anton nicht. Die meisten Wege haben die zwei in der beschaulichen Garnisonsstadt zu Fuß zurückgelegt. Sie sind oft ins Tanzlokal oder in die Diskothek gegangen. Mit seinen Freunden Friedrich und Alfred hatte Anton auch noch Kontakt.

Als Anton zum Unteroffizierslehrgang vom Bataillon geschickt wurde, der auswärts war, paar Hundert Kilometer entfernt, standen Anton und Sabine in regem Briefwechsel.

6.4 Unteroffizier, anno 1970-1971

Dieser Lehrgang dauerte 3 Monate. Anton und seine Kameraden wohnten und lernten in einer Ausbildungs-Kaserne, die 300 km von der Heimat-Kaserne entfernt lag. Sie durften die ganzen 3 Monate am Wochenende nicht heimfahren. Anton war mit seinem Kameraden Peter Respondek als Wehrpflichtiger in der Minderheit. Die meisten waren Zeitsoldaten, die sich für mehrere Jahre verpflichtet hatten.

Sie wurden unterrichtet in diesem Fachlehrgang in „Feuerleit“ und in Vermessung. Bei „Feuerleit“ wurde ihnen die Physik und die Mathematik der Ballistik beigebracht. Das ist die Flugbahn des Geschosses. Sprich Wurfparabel. Diese wird durch eine mathematische quadratische Gleichung definiert. Es gibt also zwei Lösungen. Und tatsächlich existieren eine obere und eine untere Flugbahn bei demselben Ziel. Sie lernten, diese Flugbahn zu berechnen.

Da es noch keine Computer gab, benutzten sie dicke Bücher mit Tabellen zur Ermittlung der Daten bei Vorgabe bestimmter Parameter. Anton lernte, die Schießkarte zu führen. Das ist eine Generalstabs-Landkarte, auf der noch Details, wie einzelne

Baumgruppen, Scheunen und einzelne Gebäude abgebildet sind.

Sie lernten den Unterschied zwischen magnetisch Nord (Kompass, bzw. Nordpol) und Gitter Nord (Kreiselkompass, bzw. Rotationsachse Erde) kennen. Die Artillerie benutzt Gitter Nord, weil wesentlich genauer. Sie lernten, dass der Magnetpol wandert, was beim Feuerkommando zu berücksichtigen ist. Sie haben auf der Schießkarte (Generalstabs-Landkarte) die Koordinaten von Ziel und Raketenwerfer eingetragen. Nach Breite und Länge. Sie haben an beiden Stellen eine Pinnnadel hineingesteckt. Dann hat Anton mit einem Lineal bzw. Winkelmesser die Entfernung in Kilometern auf 50 m genau ausgemessen und den Winkel zu Gitter Nord.

Diesen Teilkreis (Winkel zu Gitter Nord) haben sie dem Werfer-Trupp am Raketenwerfer über Feldtelefon übermittelt. Der Höhenwinkel der Raketenabschussrampe ergab die Flugentfernung der Rakete. Dieser Höhenwinkel wurde logarithmisch manuell auf einem Formblatt von ihnen berechnet. Dieser Höhenwinkel wurde dem Werfer-Trupp ebenfalls mitgeteilt.

Bei der Artillerie wird nicht in Winkel Grad (Vollkreis 360 Grad) gerechnet, sondern nach Strich (Vollkreis 6.400 Strich), basierend auf der Zahl Phi 3,14 im Einheitskreis mit Radius=1. Bei der Berechnung des Feuerkommandos musste auch der aktuelle Wetterbericht berücksichtigt werden, wie Luftdruck, Windgeschwindigkeit, etc. UND DIE CORIOLISKAFT. Das heißt: "Wenn man auf einem sich drehenden Drehstuhl die Arme vorstrecke mit einem schweren Gegenstand, so werden die Arme weggedrückt zur Seite durch diese Corioliskraft, hervorgerufen durch die Erdrotation." Diese Kraft muss bei der Raketenartillerie auch berücksichtigt werden.

Die Ballistik (Artillerie) ist voll gespickt mit Physik und Mathematik und alles musste manuell gemacht werden. Es gab noch keine Computer. Noch nicht mal Taschenrechner. Die Zielkoordinaten hat ihnen der Brigadegeneral oder Regimentskommandeur übermittelt. Außerdem waren die Höhenmeter über Normalnull erforderlich vom Ziel und vom Raketenwerfer Standort. Die Werfer-Koordinaten hat ihr Vermessungstrupp ermittelt. Dieser Trupp hatte die gleiche Ausrüstung wie die zivilen Vermessungsämter.

Es gibt für ganz Deutschland Listen mit trigonometrischen Punkten (TP). Das sind etwa einen Meter lange Granitsäulen, die senkrecht im Boden vergraben sind und oben etwas aus der Erde herausschauen. Diese Steine (TP) sind engmaschig überall in Städten, Dörfern, Wald, Acker, etc. vorhanden. Diese TPs sind äußerst exakt vermessen nach Breite und Länge als Koordinaten und werden bei Vermessungsarbeiten gebraucht.

Sie haben in der Raketenstellung so einen TP in der Nähe gesucht und mit ihren optischen Vermessungsgeräten dann die Koordinaten nach Breite und Länge von ihrem Raketenwerfer gemessen. Dabei benutzt man die Trigonometrie der Mathematik. TPs können auch Kirchturmspitzen oder andere markante Punkte im Gelände sein.

Nach Antons Ernennung zum Unteroffizier, wurde er als Truppführer eingesetzt bei der Artillerie. Er befahl 3 Soldaten. Als Vorgesetzter hatte Anton keine Schwierigkeiten, sich bei seinen Kameraden, die Gefreite geblieben waren, durchzusetzen. Überhaupt kann festgestellt werden, dass es Anton während seiner Lehrzeit und seiner Bundeswehrzeit psychisch am besten ging, also im Alter von 16 bis 22 Jahren. Anton und sein Bataillon sind einige Übungen mitgefahren. Einmal sogar ein Brigade Manöver.

Als Feuerleit-Unteroffizier war Anton Truppführer. Er fuhr auf einem Unimog Koffer, voll geländegängig mit Allradantrieb. Der hatte genau so viel Rückwärtsgänge wie Vorwärtsgänge. Als Soldat und auch später als Reservist bei späterem Arbeitgeber unterlag Anton dem

Soldatengesetz. Er hätte bei Abwesenheit von der Truppe von der Militärpolizei abgeholt werden können. Und es wäre auch ein Fall für die Staatsanwaltschaft gewesen.

Er war als Truppführer Beifahrer vorne im Führerhaus und musste die Landkarte lesen und seinem Fahrer den Weg weisen. Sein Fahrer war gleichzeitig Feuerleitrechner. Die Feuerkommandos für ihre Rakete wurden logarithmisch manuell berechnet. Auf dem Koffer hinten waren das Funkgerät und die Schießkarte. Dort saßen Antons Funker und der zweite Feuerleitrechner. Der Raketenabschuss wurde erst dann freigegeben, wenn beide Feuerleitrechner unabhängig voneinander dasselbe Feuerkommando errechnet hatten.

Bei dem Brigade Manöver ist ihr gesamtes Bataillon aus der Kaserne ausgerückt. Es waren auch Einheiten aus anderen Städten in der Region beteiligt. Eben auf Brigade Ebene. Das Manöver führte durch unbewohntes oder landwirtschaftlich genutztes Gebiet. Die Bauern erhielten eine finanzielle Entschädigung für die Flurschäden, die sie verursachten. Ihr Bataillon ist im Verband marschiert als Militärkonvoi. Vorneweg ihr Kommandeur. Der Konvoi war einige Kilometer lang und bestand aus einigen Hundert Fahrzeugen. Die Größten waren die Trucks mit Raketentransportanhänger. Vorneweg fuhr die Militärpolizei (Feldjäger). Die haben Kreuzungen für den

Autoverkehr gesperrt, damit sie durchfahren können. Das Brigade Manöver fand unter kriegsähnlichen Bedingungen statt und ging von Freitag bis Montag, fast ohne zu schlafen.

Wenn sie Stellung bezogen haben, haben sie sich tagsüber mit ihren Fahrzeugen im Wald versteckt und diese mit Tarnnetzen unsichtbar gemacht für die feindliche Luftaufklärung. Sie hatten auch riesige LKW in ihrem Konvoi, die alle im Wald rangieren mussten, um sich zu verstecken. Besonders groß waren daher die Schäden an den Bäumen und am Boden von Wald und Flur. Getankt wurden ihre LKWs und Trucks aus Dieselkanistern.

Es fuhr ein Tank-Truck mit, beladen mit Hunderten von vollen Kanistern. Außerdem fuhren die Feldküche und das Feldlazarett mit. Und die technische Instandsetzung. Tagsüber haben sie sich im Wald versteckt und nur nachts sind sie gefahren. Es war Spätherbst mit leichtem Nachtfrost. Sie sind "ab-geplant" gefahren. Im Führerhaus saßen sie ohne Verdeck und Seitenteile völlig im Freien und hatten den vollen eisigen Fahrtwind im Gesicht. Damit der Fahrer und sie nicht einschlafen.

Die Fernmelder haben Feldkabel verlegt zwischen den Fahrzeugen für die Feldtelefone und Fernschreiber. Besonders drastisch war das Kommando "Stellungswechsel". Einmal haben sie gerade auf ihrem

Unimog-Koffer hinten Erbsensuppe aus der Feldküche gegessen, die dann überschwappte. Alles flog bei ihnen durcheinander beim "heraus schaukeln" aus dem unebenen Waldboden, wenn Antons Unimog Koffer das Versteck mit Vollgas verließ. Bei Stellungswechsel wurden die Telefonkabel einfach durchgeschnitten und die ganze Ausrüstung einfach ins Fahrzeug geworfen. Und dann im Affenzahn nichts wie weg.

Die Stabsoffiziere haben alle Einheiten auf Brigadeebene koordiniert. An der Elbe angekommen, haben Bundeswehr Pioniere Behelfsbrücken über die Elbe gebaut, über die sie mit ihrem Konvoi rüber sind. Den Wehrpflichtigen wurde jedes Mal alles abverlangt bis zur totalen völligen Erschöpfung. Sie lernten ihre Grenzen kennen: körperlich, psychisch, nervlich. 4 Tage ohne Schlaf und ohne jede Körperhygiene, Tag und Nacht im selben stinkenden Kampfanzug. Wahnsinn. Anton musste immer aufpassen, dass sein Fahrer beim Fahren nicht einschläft.

6.5 Munitionswache anno 1970

Eintönigkeit und öde Langeweile kennzeichneten die Munitionswache aus. Bei der Kasernenwache am Schlagbaum am Kasernentor hatte man Verkehr mit Auto oder zu Fuß, der zu kontrollieren war. Bei der Munitionswache passiert nicht, absolut nichts. Das nervt ungemein. Das Munitionsdepot lag mitten im Wald, so dass auch vom Fenster aus nichts zu beobachten war. Während der ganzen Zeit durften sie die Wachbaracke nur zum Streife laufen verlassen.

Wenn die Soldaten zur Munitionswache eingeteilt wurden, wurden sie zuerst vom O v D (Offizier vom Dienst) "vergattert". Dabei erfolgte die Wachbelehrung, wann die Soldaten von ihren scharfen Schusswaffen Gebrauch machen durften oder sogar mussten. Das Munitionslager des gesamten Bataillons lag etwa 20 km entfernt in einem abseits gelegenen Wald. Dort lagerten die scharfen Sprengköpfe ihrer Raketen.

Der Wachdienst dauerte 48 Stunden und lief wie folgt ab: 2 Stunden Wache, 4 Stunden frei, 2 Stunden Wache, 4 Stunden frei, etc. pp. Weil ein Doppelposten Streife ging, waren also insgesamt 6 Wachsoldaten erforderlich zusätzlich zum Wachhabenden, einem Unteroffizier. Sie mussten innerhalb des Munitionsdepots innen am

Außenzaun entlang Streife laufen zu zweit mit ihrem Sturmgewehr G3. In ihrem Magazin waren 6 Schuss scharfe Munition. Es befand sich aber keine Patrone im Gewehrlauf.

Die Patrouille dauerte 2 Stunden. Dann kam die Ablösung, bei der sie das Magazin mit der scharfen Munition übergeben mussten. Dabei fragten sie die Ablösung nach der Parole (Losungswort) zur Sicherheit, wenn die sich bei Dunkelheit näherte. In der Wachbaracke standen 7 Feldbetten mit Wolldecke zum zudecken. Im Winter konnte man wählen zwischen "erstunken" oder "erfroren". Geheizt wurde mit einem primitiven Kanonenofen, der mit Heizöl befeuert wurde. Musik hören war verboten. In der Freizeit haben sie auf dem Feldbett gelegen und sich unterhalten.

Nachts hat der Wachhabende, wenn der Zeitpunkt der Wachablösung nahte, die beiden Soldaten geweckt. Außerhalb des Zaunes kontrollierte zusätzlich ein ziviler Wachdienst mit scharfen Schäferhunden. Der O v D (Offizier vom Dienst) schaute manchmal vorbei, um sie zu kontrollieren. Es gab keinen Kontakt zur Außenwelt. Nur das Diensttelefon des Wachhabenden.

Während der Bundeswehrzeit hatte Anton noch Kontakt zu seinen Freunden Friedrich, Alfred, Ullrich.

Anton war schon mit seiner Freundin Sabine zusammen. Die zwei haben mit Antons Freunden Friedrich, Charlie, Lale, Bollo, Ullrich einen schönen Urlaub auf der Nordseeinsel Langeoog verbracht. Die Eltern von den Freunden haben diese zur Fähre an der Nordseeküste gefahren. Von dort sind die Freunde mit dem Schiff nach Langeoog gefahren.

Friedrich war mit Petra und Anton mit Sabine dabei. Die anderen waren solo. Als Quartier hatten sie den Campingplatz gewählt. Dort haben sie zwei Steilwandzelte aufgebaut. Alkohol wurde reichlich getrunken, besonders in der Wirtschaft der Insel. Die Freunde hatten eine wunderschöne Zeit, etwa 3 Wochen. Sie waren jung und unbekümmert.

Anton fühlte sich fit und gesund und hatte keinerlei psychische Probleme. Er und Sabine wurden voll von der Gruppe akzeptiert. Im Rückblick war das wohl Antons schönste Zeit in seinem langen Leben. Auf der dem Meer zugewandten Inselseite sind die Freunde viel Schwimmen gegangen.

Der Campingplatz grenzte an den Strand. Auf der dem Festland zugewandten Seite war das Wattenmeer, wo sie bei Ebbe gewandert sind durch den Schlick.

Beim Fahrradverleih der Inselstadt haben sie sich Fahrräder ausgeliehen und damit die Insel erkundet.

7. Warten auf den Studienplatz

7.1 VDI-Seminar zu Vorbereitung auf das Studium

Während des dritten Lehrjahrs haben Anton und Alfred einen VDI-Kursus (**V**erein **D**eutscher **I**ngenieure) zur Vorbereitung des Ingenieurstudiums an der Hochschule für Technik etwa 6 Monate lang besucht. Dabei wurden sie von Professoren (damals Dozenten) unterrichtet in den Räumen der Hochschule.

Die treibende Kraft war wiederum Alfred. Alfred und Anton waren sehr wissbegierig und wechselweise haben sie die Wandtafel abgeschrieben und dem anderen eine Kopie gegeben. Fächer waren, Physik, Mathematik, technisches Englisch, Geschäftsbriefe schreiben, etc.

Die Kurse fanden abends statt für ca. 4 Stunden jeweils. Alfreds Vater hat die beiden hingefahren wechselweise mit Antons Vater

Damals hieß die Ingenieurschule noch Ingenieurakademie, kurz vor der Hochschulreform.

Diesen Unterrichtsstoff hat Anton dann teilweise kurze Zeit später noch einmal durchgenommen, weil er dann freiwillig in der Übergangsphase der Hochschulreform die Fachoberschule besucht hat. Im Physikunterricht haben sie ausgerechnet, wie hoch ein normal trainierter Mensch auf dem Mond aus dem Stand springen kann. In der Physik lernten sie die Statik und die Bewegungslehre kennen, wie Beschleunigung, Bremsweg, Trägheitskraft, etc. Sie lernten das Energieerhaltungsgesetz, dass Energie nicht verloren geht, sondern jeweils in eine andere Energieform umgewandelt wird.

Sie haben die Verformungsarbeit berechnet bei einem Auffahrunfall mit einem Auto. Es waren also alles Rechenbeispiele aus dem Alltagsleben. Sie haben alle physikalischen Maßeinheiten und deren Dimensionen kennen gelernt und wie diese physikalisch abgeleitet werden. Bei der Statik hieß es: Summe der Kräfte gleich Null und Summe der Momente gleich Null. Sie haben statische Berechnungen gemacht.

Sie lernten die Gravitationskraft kennen und dass diese auf der Erdoberfläche variiert in Abhängigkeit vom Erdradius. Sie lernten den Unterschied zwischen Masse und Gewicht und zwischen Kilogramm und Kilopond. Sowie die Rotationsbewegung und Zentrifugalkraft. In Deutsch lernten sie, wie ein Geschäftsbrief formal korrekt aufgesetzt wird und welche gängigen Formulierungen dabei üblich sind.

7.2 Elektriker, Fachoberschule, anno 1971-1972

Nach Ende der Bundeswehrzeit anno 1971 ging Anton als Reserve-Unteroffizier zurück in sein Elternhaus. Mit seiner Freundin Sabine war Anton weiterhin zusammen.

Weil Anton noch keinen Studienplatz an der Hochschule für Technik hatte, ging er zuerst als Schichtelektriker zu dem Stahlkonzern, in dem er gelernt hatte, und zwar in die Wechselschicht (Früh-, Spät-, Nachtschicht). Er war im Motorenhaus der Fertigstraße im Warmwalzwerk.

Einer seiner zwei Kollegen war der Dieter, ein Nebenerwerbs-Landwirt mit eigenem Hof. In der Nachtschicht war es einsam und langweilig, wenn die Walzstraße störungsfrei lief. Dann haben die drei sich unterhalten im Aufenthaltsraum, um wach zu bleiben. Zeitweise hat ihr Vorarbeiter Karl Heinz nach ihnen geschaut.

Wenn nachts eine Störung war, mussten sie hellwach sein, und in Windeseile die Anlage wieder zum Laufen bringen. Das war sehr gefährlich, weil sie auch in den Bereich von rotierenden Antriebswellen kamen. Auch die Schützengerüste im Schalthaus standen alle unter elektrischen Strom.

Der Meister, die Techniker und die Ingenieure waren nachts zu Hause. Diese Leute hatten eigene Büros im Motorenhaus.

Damals war gerade die Hochschulreform und Anton brauchte das Fachabitur zum Studium an der Fachhochschule. In der Übergangszeit war das aber freiwillig. Anton besuchte daher die Fachoberschule in seiner Heimatstadt. Seinen neuen Klassenlehrer kannte er noch von der Berufsschule, wo er auch unterrichtet hatte. An der Fachoberschule wurde unterrichtet in Mathematik, Physik, Chemie Englisch, Deutsch. Anton war sehr wissbegierig und hat sehr viel gelernt. Psychisch war die Welt für ihn noch in Ordnung und er hatte keinerlei Probleme.

Antons Freunde Alfred, Friedrich und Ulli konnten ein Jahr vor ihm mit dem Ingenieurstudium anfangen. In seiner Heimatstadt hatte der Numerus Clausus einen sozialen Aspekt, nämlich Anzahl der Geschwister und Einkommen der Eltern. Also musste Anton noch ein Jahr warten, obwohl er sehr gute Noten hatte. Zu dieser Zeit wurde gerade die Fachoberschule eingeführt im Zuge der Hochschulreform. Er ist dann freiwillig zur Fachoberschule gegangen als einer der ersten Schüler dieser neuen Schulart. Die Unterrichtsräume waren im

Berufsschulzentrum untergebracht. Es gab noch kein eigenes Gebäude.

Antons Klassenlehrer war der Herr Tegeler. Das war sein ehemaliger Berufsschullehrer. Herr Tegeler war jung, dynamisch und sehr ehrgeizig und hat seinen Schülern sehr viel beigebracht. Sie wurden unterrichtet in Mathematik, Physik, Chemie, Technisches Englisch. Schon seit Anton Mittelschulzeit hatte er ein besonderes Interesse an Mathematik und Physik. In der Mittelschule hat Anton in Mathe die Algebra und Trigonometrie gelernt.

Jetzt lernte er die Differenzial- und Integralrechnung dazu. Er lernte das Steigung-Dreieck einer Kurve im Koordinatensystem x-Achse, y-Achse kennen unter Bezug auf die jeweilige Formel in der Physik- Anton lernte bei der Integralrechnung auf Millimeterpapier den Flächeninhalt unter einer Kurve zu bestimmen im Zusammenhang mit der Formel in der Physik. Sie alle waren begeistert und wissbegierig. Sie wollten alle weiterkommen und niemand hat gestört oder gebremst.

Besonders faszinierte Anton ein sogenannter Pol, wo die Kurve von minus unendlich nach plus unendlich springt, weil es keine mathematische Lösung für dieses Koordinaten-Wertepaar gab. Sehr gut erinnert er sich an die e-Funktion (natürliches Wachstum). Herr Tegeler hatte in den ersten Lebensjahren monatlich das Körpergewicht seines kleinen Sohnes gewogen und die Wachstumskurve experimentell bestätigt. Das hat Anton stark beeindruckt. Der Herr Tegeler konnte seine Schüler für die Mathematik begeistern und an alltäglichen Beispielen erläutern.

8. Studium, anno 1972-1975

8.1 Beschreibung Ingenieurstudium

Beim Ingenieurstudium der Elektrotechnik trat eine depressive Verstimmung bei Anton auf, die sich hartnäckig hielt. Anton war ein fleißiger Student und das Lernen fiel ihm leicht. Aber sein Verstand begann, seine Gefühle zu unterdrücken. Wenn er nachmittags von der Hochschule heimkam, hat er nach einer Pause bis in die Nacht hinein in seinem Zimmer gelernt. Er wohnte noch bei seinen Eltern.

Wenn die Nachbarn nach Mitternacht vom Tanzen nach Hause kamen, haben sie draußen gelacht. Anton glaubte dann, sie lachen ihn aus und lästern über ihn, weil bei ihm noch Licht brennt.

Seine Freundin Sabine hat Anton zweimal wöchentlich in der Nachbarstadt besucht. Antons Vater hat seinem Sohn hierzu stets sein Auto geliehen. In jeder Zeit wussten Sabine und Anton bereits, dass sie zusammenbleiben und später heiraten wollen.

Anton war auf jeden Fall begabt und den Ingenieurberuf zu wählen die richtige Entscheidung, aber es war ein Fehler, dass Anton strebte, damit seine Eltern, besonders sein Vater, stolz auf ihn sind. Gemäß der Erziehung der 50er Jahre hatte Antons Vater das Sagen in der Familie und gab den Ton an. Anton und seine Mutter haben sich untergeordnet und gefolgt.

Aus diesem Grund sah Anton später als Ingenieur in seinen Vorgesetzten Vaterfiguren, denen er gehorchen muss. Anton hatte es versäumt, sein Verhalten an die 70er Jahre anzupassen und nicht erkannt, dass die alten Verhaltensmuster nicht mehr taugten.

Anton hat gerne studiert und unter den Kommilitonen auch Anschluss gefunden. Am meisten war er mit Dieter und Horst zusammen. In der vorlesungsfreien Zeit haben die drei an der Wandtafel den Lehrstoff vertieft und darüber diskutiert. Mittags sind sie zusammen zum Essen in die Mensa gegangen.

Die Studentenunruhen waren mittlerweile vorbei und es war wieder friedlich an der Hochschule geworden. Aber wie schon erwähnt, war Anton unpolitisch und hatte ein naturwissenschaftliches Weltbild.

Anton hat an der Hochschule für Technik mit den Schwerpunkten „Energietechnik und Regelungstechnik". von 1972 bis 1975 studiert. Das altehrwürdige Gebäude hatte eine sehr lange Tradition. Es wurden dort schon Generationen von Ingenieuren ausgebildet in Elektrotechnik, Maschinenbau, Schiffsbau. Sein Studium war sehr breit gefächert, um einen Überblick über die Elektrotechnik zu erhalten. Die Spezialisierung sollte dann beim späteren Arbeitgeber erfolgen.

Zuerst hieß es Technikum, dann Ingenieurakademie und zuletzt Hochschule für Technik mit dem Abschluss Diplom-Ingenieur. Zu Beginn des Studiums war eine abgeschlossene Lehre, zumindest ein 2-jähriges Praktikum von Vorteil, weil das Studium sehr praxisnah und viel Laborarbeit erforderlich war. Anton ist damals mitten in die Hochschulreform hineingeraten, wo die Fachoberschule nötig wurde. Vorher genügte die Mittlere Reife. Viele Studiengänge konnte man damals mit der Mittleren Reife absolvieren.

Anton war bestens vorbereitet auf das Studium. Er hatte ein Vorbereitungsseminar vom VDI (Verein Deutscher Ingenieure) in Mathematik und Physik besucht. Außerdem ging er zur Abendschule, um die Anfänge der Elektronik kennenzulernen. Zuerst wurde er in der Theorie unterrichtet: Elektrizität, Magnetismus, elektrische Felder, Newtonsche Mechanik, Einstein'sche Relativitätstheorie. In Mathematik wurde ihnen das Rechnen mit komplexen Zahlen, die Fourier Analyse, Laplace, Integralrechnung, Differenzialrechnung, Vektorrechnung beigebracht.

Das Grundkonzept bestand darin, mit Formeln aus der Theorie einen Wert zu berechnen, um dann später im Labor dieses Ergebnis durch Messung zu bestätigen. Im Aufbaustudium wurden sie in Kraftwerkstechnik, Überspannungsleitungen, Umspannwerke,

Gleichstrommotoren, Drehstrommotoren unterrichtet. Sie wurden an einem Beispiel über die Wirkungsweise und den Aufbau eines Kraftwerks unterrichtet.

Sie lernten, Überspannungsleitungen zu planen und zu berechnen. Sie wurden über die Wirkungsweise und Funktion von Umspannwerken unterrichtet. Sie lernten die Wirkungsweise und die Berechnung eines Transformators kennen. Ein Schwerpunkt war Regelungstechnik. Sie benutzten dafür einen Analogrechner, um Regelkreise zu analysieren. Sie haben als Studenten noch mit dem Rechenschieber (mechanische Rechenmaschine) gerechnet. Die Elektronik war erst in den Anfängen in Form von Transistoren und Dioden.

Davor gab es Röhrentechnik, Relais und Feinmechanik. Computer oder Taschenrechner gab es noch nicht. Statt Digitaltechnik gab es Analogtechnik, z. B. Analogrechner.

Technisches Zeichnen: Sie mussten die kompletten Fertigungsunterlagen für ein elektrisches Gerät mit Tusche und Schablone zeichnen. Die Werkstoffkunde vermittelte ihnen ein Gefühl für die Eigenschaften der von ihnen benutzten Materialien. Netzplantechnik zur Darstellung von Fertigungsabläufen. Lichttechnik war langweilig, da zu eintönig. Hochspannungslabor war auch nicht Antons Ding.

Im letzten Semester haben sie eine Exkursion gemacht: Nach AEG in Kassel, nach Siemens in Erlangen, nach MBB München und nach BBC in Mannheim. Seine Diplomarbeit hat Anton auf einer mechanischen Schreibmaschine getippt. Und die Zeichnungen mit Tusche und Schablone gezeichnet. Die Bewerbungsschreiben hat er auch auf einer mechanischen Schreibmaschine geschrieben. Computer und Drucker gab es noch nicht. Weil seine Eltern kein Telefon hatten, haben die Firmen ihm ein Telegramm zum Vorstellungsgespräch geschickt. Er hat die Stellenangebote in der Süddeutschen Zeitung und in der Frankfurter Allgemeinen gelesen und sich beworben.

Er bekam eine Einladung zum Vorstellungsgespräch von der AEG in Frankfurt, Bau von Ölraffinerien. Von der KWU in Offenbach, Bau von Kraftwerken. Von xxx, Bau von Industriekraftwerken. Nachdem Anton bei xxx abgesagt hatte, bekam er als zweiten Vorschlag: Projektierung von Walzwerken.

Seine engsten Kommilitonen waren Dieter und Horst. Sie kamen beide jeden Tag aus der Nachbarstadt angefahren. Horst hatte einen lichten Vollbart und hat betont deutlich gesprochen. Dieter war dick und hatte ein gerötetes Gesicht. Die beiden waren Freunde und ihre Väter waren Hafenarbeiter. Mit Dieter und Horst hat Anton während des Studiums die meiste Zeit verbracht, da sie auf seiner Wellenlänge lagen.

Der Unterricht erfolgte im Semester, wie an der Schule im Frontalunterricht. Vorne der Lehrer. Erst Dozent, später Professor. Dahinter in Tischreihen die Studenten. Dieter, Horst und Anton haben in der freien Zeit das Gelernte an der Wandtafel vertieft und darüber diskutiert. Jeder hat seine Gedanken dazu beigetragen. Im Unterricht haben sie von der Wandtafel oder Overheadprojektor das Wesentliche mit Kugelschreiber abgeschrieben.

Zu Hause angekommen, hat Anton seine Mitschrift ergänzt durch individuelle Zeichnungen und Skizzen und das Ganze ausgearbeitet. Viele Lehrbücher habe er von Sabines Verwandtschaft aus der DDR zugeschickt bekommen. DDR-Lehrbücher waren in Studentenkreisen sehr beliebt und geschätzt. Anton kam meistens gegen 17 Uhr nach Hause von der Hochschule. Nach dem Abendbrot ist er dann auf sein Zimmer gegangen und hat gelernt bis tief in die Nacht rein, so bis 2 Uhr früh.

Wenn er sich an einer technischen oder mathematischen Sache die Zähne ausgebissen hatte, hat er oft davon geträumt und hatte beim Aufwachen die Lösung gefunden. Anton kann ohne Übertreibung von sich behaupten, dass der meiste Lehrstoff von damals unverlierbar auch nach

50 Jahren in seinem Kopf präsent ist und er es einem Neuling heute ist noch erklären könnte. Da kommt Anton ganz nach seinem Onkel Arnold (väterlicherseits).

Das wird wohl der Grund sein, warum er die meisten Physikalischen Gesetze und Formeln heute noch weiß. Auch Differenzial-, Integralrechnung, Vektorrechnung, Komplexe Zahlen, Kurvendiskussion könnte er heute noch jedem Neuling erklären. Irgendwann hatte er es so drauf, dass er das Gefühl hatte, es selbst erfunden oder entdeckt zu haben. Dieses Studium hat Anton bis heute geprägt und bestimmt sein Weltbild. Horst und Dieter waren aus dem gleichen Holz geschnitzt wie er und von derselben Zielstrebigkeit.

In der unterrichtsfreien Zeit sind sie auch öfters mit der Straßenbahn in die Stadtmitte nach Remmers Bierstuben gefahren, wo es auch tagsüber ein süffiges Altbier gab. In seinem Semester waren auch zwei Oberfeldwebel dabei. Die Zeitsoldaten bekamen als Bundeswehrreservisten ein Studium bezahlt von der Bundeswehr.

Der erste Computer an der Hochschule anno 1973 füllte ein ganzes Zimmer aus. Dieser Computer bestand aus mehreren Rechnerschränken in diesem Raum, der klimatisiert war. Sein Gedächtnis war ein Kernspeicher. Jeder einzelne Kern war magnetisierbar durch einen

Schreibdraht und lesbar durch einen Lesedraht. Für jedes Bit brauchte man einen Kern. Da diese Technik nicht fehlerfrei funktionierte, wurde für jedes Byte ein sogenanntes Parität-Bit gesetzt. Die Quersumme musste "1" sein. Wenn die Quersumme "0" war, gab es Alarm, weil ein Bit verloren gegangen war. Drucker wie heute, waren noch nicht erfunden.

Daher wurden als Ausgabegeräte mechanische Fernschreiber benutzt. Fernschreiber waren mechanische Schreibmaschinen, die ferngesteuert wurden. Die benutzte Programmiersprache nannte sich FORTRAN. Dieser Zentralcomputer konnte wesentlich weniger leisten, wie heute z. B. ein Smartphone. Es waren die ersten Gehversuche in der Digitaltechnik bzw. Computertechnik. Der Jahrgangsbeste hatte ein Computerprogramm entwickelt, das Funktionsgleichungen y=f(x). in einem Koordinatensystem mit dem angeschlossenen Fernschreiber darstellte.

Der Fernschreiber tippte bei der Y-Achse ein "I" und bei der X-Achse ein "_". Der Kurvenverlauf wurde durch lauter "X" dargestellt. Zum Schluss hatte der Fernschreiber den Kurvenverlauf im Koordinatensystem x, y getippt mit den Zeichen I und X. Wenn der Funktionswert nicht definiert war, tippte der Fernschreiber eine "0". War schon genial, diese Zweckentfremdung. Sie haben etwas gemacht, was es technisch noch gar nicht gab. Weder die Hardware noch die Software. Die meisten von ihnen waren wissbegierig und sie haben sich gegenseitig hochgeschaukelt und gewetteifert.

Neben der Energietechnik (Kraftwerkstechnik) war die Regelungstechnik Antons zweiter Studienschwerpunkt. Vor der späteren Digitalisierung gab es analoge Regelungen. Die mathematische Behandlung war sehr kompliziert und äußerst schwierig. Sie mussten dazu die Laplace-Transformation von Differentialgleichungen in der Mathematik erst lernen. Dabei wird der sogenannte Frequenzgang dargestellt und berechnet. Die Klausuren in Regelungstechnik waren unter den Studenten gefürchtet und es gab meistens schlechte Noten.

Der analoge Regelkreis wurde als Blockschaltbild dargestellt und am Eingang der Regelstrecke wurde schlagartig eine Spannung zugeschaltet. Die sogenannte Sprungantwort beschrieb das Verhalten der Regelstrecke. Zielvorstellung war, dass der Regelkreis die Störgröße schnell wieder ausregelt. So eine Regelstrecke haben sie auf einem sogenannten Analogrechner analysiert und ausgewertet. Über einen angeschlossenen Plotter wurde die Kurve des Regler-Ausgangs aufgezeichnet. Ein Plotter hat, bevor es Computer und Drucker gab, mit einem Tintenstift analog die Kurve auf Papier gezeichnet.

Anwendung war z. B. die Drehzahlregelung mit unterlagerter Stromregelung bei Antriebsregelungen von Gleichstrom-Motoren mittels sogenannter PI-Regler.

Dieses Wissen brauchte Anton später bei seinem Arbeitgeber. Mit dem Verschwinden von Maschinen und Geräten durch die Innovation verschwindet auch die dazugehörige Theorie und Mathematik. Man denke nur mal an die frühere Ingenieurskunst bei der Planung und Fertigung einer Dampflokomotive. Und das geschah rein manuell ohne Taschenrechner oder gar Computer.

8.2 Anfänge der Schizophrenie beim Studium

Da Anton leider die qualvollen seelischen Schmerzen von Depressionen während seiner Psychose erfahren musste und daher genau weiß, welche Symptome dabei auftreten, kommt er mit großer Sicherheit zu dem Ergebnis, diese Symptomatik zwischen etwa 1973 und 1979 schon gehabt zu haben, wenn auch in abgemilderter Form.

Wie bereits angedeutet, passierte nun ein Bruch in Antons Psyche, der innerhalb seines Studiums der Elektrotechnik liegt. Es war der Übergang vom emotional betonten Menschen zum reinen Verstandesmenschen, wodurch seine Seele allmählich verkümmerte und austrocknete. Unter dem psychiatrischen Aspekt bekam Anton etwa ab 1973 leichte Depressionen, die sich im Laufe der nachfolgenden Jahre zu mittelschweren Depressionen auswuchsen.

Die reine Funktionalität als Perfektionist ging voll auf Kosten seiner Gemütsverfassung. Angetrieben durch seinen Ehrgeiz, seinen geplanten beruflichen Werdegang zu realisieren, hat er seine seelischen Grundbedürfnisse sträflich vernachlässigt.

Während seiner Studentenzeit hat Anton sehr fleißig studiert, er war sehr wissbegierig und zielstrebig. Er ist zu dieser Zeit mit Sabine bereits gegangen. Ihnen beiden war bewusst, dass sie nach dem Erhalt seines Ingenieurdiploms ihre Heimatstadt verlassen müssen, da es dort kaum Berufsmöglichkeiten für Elektroingenieure gab.

Aus heutiger Sicht war es sicherlich nicht falsch, ein Berufsziel vor Augen, fleißig zu studieren. Anton jedoch begann den Fehler, nicht auf seine seelischen Grundbedürfnisse zu achten und nicht seine Emotionen auszuleben. Er hat seine Seele drangsaliert und hat sich keine private Freizeit gegönnt, um mal abzuschalten. Anton hat lediglich Sabine regelmäßig mittwochs und sonntags besucht. Seine technische Hingabe ging sogar so weit, dass Anton nachts von mathematisch-technischen Problemen geträumt habe, und morgens beim Aufwachen die Lösung im Schlaf gefunden hatte.

Dieser Aspekt ist die rein menschliche Seite, medizinisch betrachtet handelte es sich dabei seiner Meinung nach um eine leichte Depression. Wenn Anton seine gegenwärtige mentale Frische und lebendige Emotionalität mit seiner damaligen Verfassung vergleicht, kommt er jedenfalls für sich zu dem Ergebnis, dass er heutzutage wesentlich lebendiger ist als damals.

Damals war er jedenfalls schwermütiger, was die normalen Dinge des alltäglichen Lebens betrifft. Bezüglich der Technik war Anton euphorisch eingestellt, und er war erfüllt von seiner Liebe zu Sabine. Sein Antrieb war jedoch eingleisig ausgerichtet, für Freizeitaktivitäten blieb nur wenig Energie übrig. Anton war also völlig einseitig orientiert und lustlos sowie antriebslos Seiner Meinung sind diese Fakten Indizien für eine damalige Depression.

Als Sabine und Anton 1975 weggezogen sind, um seine Stelle als Projektierungsingenieur anzutreten, war Anton aus heutiger Sicht bereits seelisch krank. Wahrscheinlich hat der Umzug seine Depressionen verstärkt, die er ab 1975 als mittelschwer bezeichnen möchte. Anton hat von Anfang an in seiner neuen Abteilung Ängste aufgebaut und bekam Minderwertigkeitskomplexe. Er ist stets mit seinem engsten Kollegen zum Mittagstisch gegangen in das Kasino. Allein hätte er Angst gehabt vor den vielen Leuten dort. Wenn die beiden die Treppe im Treppenhaus heruntergingen, hatte Anton ganz weiche Knie. Im Büro fühlte er sich unwohl und beobachtet und hatte stets schweißige Handinnenflächen aus Unsicherheit. Seine Stimmungslage war schwermütig.

Seine heutige Stimmungslage entspricht der Zeit von 1950-1973 und ist ihm wieder von etwa 1997 an vergönnt. In der Zeitspanne dazwischen war er depressiv verstimmt bzw. hatte massive psychische Probleme.

Anton kann diese Behauptung mit großer Sicherheit treffen, da er im Rückblick in seine Lebensgeschichte nicht nur die biografischen Details, sondern auch die jeweils dazugehörige Stimmungslage in seinem Gedächtnis konserviert hat. Während seiner Lehrzeit bzw. Bundeswehrzeit war er wesentlich emotionaler und aufgeschlossener, auch wenn er sich immer Vorbilder in seinem persönlichen Umfeld gesucht habe.

Trotzdem gehört die Zeitspanne von 1973-1997 zu Antons Leben dazu, es ging ihm ja auch nicht richtig schlecht, mal abgesehen von seinem Martyrium von 1985-1992, während dessen er qualvoll leiden musste und nur vegetierte.

Auf jeden Fall hat ihr Ortswechsel in eine entfernte andere Stadt für ihn eine Zäsur bedeutet, nicht nur sozial und geografisch, sondern auch in seiner Befindlichkeit, weil sich seine Depressionen verstärkten. Anton hat diesem Zustand entgegengewirkt, indem er sich in seine Ingenieurarbeit gestürzt hat. Er hat mich also ausschließlich über seine Arbeit definiert und aus ihr Selbstbestätigung erhalten wollen. Er war schließlich ein guter Ingenieur. Sabine und Anton ist es damals nicht gelungen, in der neuen Heimat sozial Tritt zu fassen. Er war depressiv und Sabine zeitweise arbeitslos und unzufrieden.

9. Hochzeit mit Sabine anno 1975

Anno 1975 hat Anton seine Freundin Sabine geheiratet. Die Hochzeitsfeier fand im größeren Familienkreis statt. Nach dem Standesamt erfolgte die kirchliche Trauung in der Kirche von Sabines Wohnort. Weil damals noch nicht alle Leute ein eigenes Auto besaßen, ist die Hochzeitsgesellschaft zwischen den Ortsterminen mit mehreren Taxis gefahren.

10. Diplomingenieur, anno 1975-1985

10.1 Beruf

Nach Erhalt seines Ingenieur-Diploms anno 1975 ging Anton in eine andere Großstadt, wo er in einer großen Elektrofirma als Projektierungsingenieur anfing. Zunächst hatte er 3 Monate Probezeit zu bestehen. Seine Frau Sabine war zuerst noch nicht dabei. Anton hat sich ein möbliertes Zimmer gemietet in einem Reihenhaus.

Zu diesem Zeitpunkt zeigten sich zeitweise bereits Vorboten seiner späteren Schizophrenie. Fachlich war Anton von Anbeginn der neuen Aufgabe voll gewachsen, aber im Umgang mit seinen neuen Kollegen zeigte sich von Anfang an psychotisches Erleben.

Er war unsicher und schwitzte stark an den Händen und Füßen. Außerdem hat Anton öfters leicht gestottert, z. B., wenn er sich am Telefon mit Familienamen gemeldet hat. Er musste dann erst kurz „Äh“ sagen, um seinen Namen rauszubringen.

Manche Kollegen merkten dies. Ein Gruppenleiter hat Anton beim Erklären permanent auf die Füße geschaut, so dass Anton am liebsten im Boden versunken wäre. Aber es sollte bis zum Ausbruch der Schizophrenie noch etwa 10 Jahre dauern. Fachlich wurde Anton allseits geschätzt und war nach ca. 6 Jahren bereits in der mittleren

Führungsebene, d. h. über Tarif, und wurde als Projektleiter in der Auftragsabwicklung eingesetzt.

Anton konnte seine Aufgabe voll erfüllen, war aber schon seelisch krank. Es war ihm jedoch vergönnt, sich noch mit seiner Frau Sabine eine Existenz aufzubauen im Gegensatz zu seinen Leidensgenossen.

Anton wurde gezielt eingesetzt, das Know-how seiner Abteilung erstmalig zu reflektieren und als Standard niederzuschreiben für seine Kollegen. Es war auch geplant, ihn für die Ingenieur-Schulung einzusetzen.

Doch die Schere zwischen Anton schwindenden Selbstvertrauen und seiner vorbildlichen beruflichen Leistung öffnete sich immer weiter anno 1980-1985.

Weil dieser Prozess in Antons Seele ablief und er sich niemanden anvertraute, war es für sein soziales Umfeld nicht erkennbar. So hatte seine Schizophrenie die Gelegenheit, ihn gründlich zu zerstören und ihn krankzumachen bis zum Ausbruch anno 1985.

Auf der Arbeit war Anton unfähig, Aufgaben zu delegieren und wollte lieber alles selbst machen. Sein Selbstwertgefühl schwand und er war immer mehr zwischenmenschlich verunsichert mit zunehmenden Minderwertigkeitskomplexen, jedoch bei gleichzeitig steigender Effizienz seiner Ingenieurarbeit. Dabei ist Anton emotional verkümmert und ausgetrocknet.

Er hat tatsächlich nur noch funktioniert wie eine Maschine. So war sein späterer Wahn, ein Computer zu sein, ein Aufschrei seiner geschundenen Seele. Anton sah in seinen Vorgesetzten alles Vaterfiguren, denen er es recht machen wollte. So wie Anton seinem Vater folgte, der ihm zum Streben in seiner Jugend ermuntert hatte. Wie schon als Kind war Anton viel zu brav und angepasst und hat gehorsam und loyal seiner Firma „gedient".

Anno 1980 wurde Anton von seinen Vorgesetzten zu einem Management-Lehrgang für Führungskräfte geschickt, da seine Beförderung in den Mittleren Führungskreis anstand. Weil Anton überdurchschnittliche Leistung erbrachte und vielseitig einsetzbar war, hatte sein Chef vor, ihn aufzubauen und Projektleitungen zu übertragen. Anton war bereits krank, aber seinem Umfeld und sogar ihm selbst war das nicht bewusst. So hatte die Schizophrenie genug Zeit, sich zu manifestieren und ihr zerstörerisches Werk zu vollenden.

Der Management Lehrgang fand in einem Hotel statt, wo der Konferenzraum und mehrere Zimmer für eine Woche gebucht waren. Der Referent bzw. Trainer hat mit den Teilnehmern die Mitarbeiterführung, Firmenorganisation, Motivationstraining, etc. besprochen und geübt. Dabei stieß der schon kranke Anton an seine Grenzen, vor allem bei den Rollenspielen. Er bekam psychotische Symptome, fünf Jahre vor Ausbruch der Schizophrenie. Er hörte (glaubte), alle Kursteilnehmer reden über seine Person abfällig. Außerdem fühlte Anton sich permanent beobachtet. Er hatte panische Angst, dass sein Versagen in die Personalakte eingetragen und sein Chef unterrichtet wird. Dazu gesellten sich massive diffuse Ängste.

Aber trotzdem hat Anton den Lehrgang absolviert und nicht abgebrochen. Aber diese seelische Überbeanspruchung hat sicherlich bewirkt, dass wenige Jahre später Anton fast auf Dauer in der Psychiatrie gelandet ist als nicht therapierbar!

Kurz darauf wurde Anton in den Mittleren Führungskreis befördert.

10.2 privat

Nach bestandener Probezeit in Antons neuer Elektrofirma anno 1975 ist seine Frau nachgezogen und Anton und Sabine haben eine 3-Zimmerwohnung gemietet. Ein neuer Kollege von Anton hatte Beziehung zur firmeninternen Wohnungsvermittlung und hat Anton bei der Wohnungssuche geholfen. Anton und Sabine wurden gleich anno 1975 Mitglieder im Kegelverein vom Sportzentrum der Elektrofirma. Dabei waren Dirk, Monika, Christian, Rudi, Karin.

Aber auch hier zeigten sich bereits psychotische Symptome weit vor Ausbruch der Schizophrenie anno 1985. Anton fühlte sich emotional und psychisch unsicher gepaart mit Angst, sich zu blamieren. Wenn er auf der Kegelbahn die Kugel schob, spürte er die geringschätzigen Blicke der anderen auf seinem Rücken und zitterte leicht dabei. Er fühlte sich von seinen Vereinskameraden nicht ernst genommen.

Mit Dirk und Monika hatten Anton und Sabine auch privat Kontakt. Sie haben sich gegenseitig zu Hause besucht.

Noch in ihren Flitterwochen haben Anton und Sabine wunderschöne Ferien verbracht, einmal in Venedig und einmal in Südfrankreich. Beide waren noch frisch verliebt und da war die Welt in Ordnung.

Anno 1978 sind Anton und Sabine von der Stadt ins Umland gezogen, wo sie ein Einfamilienhaus gekauft hatten. Die beiden haben schnell Anschluss gefunden. Ihre neuen Freunde waren Gisela und Günter, Luise und Reinhard, Gerhard und Erika. Aber auch hier warf die drohende unerkannte Schizophrenie ihre Schatten voraus.

Einerseits war Anton der Partylöwe, der Unmengen an Alkohol vertrug, andererseits war er innerlich leer und ausgebrannt. Die Freunde haben viel gefeiert, oft bis zum frühen Morgen und hatten Spaß. Damals wurde auch viel geraucht. Pro Feier eine Packung Zigaretten hat Anton konsumiert. Aber trotz dieser wilden Zeiten hat Anton in der Firma keinen einzigen Tag gefehlt.

Die Freunde haben entweder im Garten oder sogar in der Garage gefeiert. Oft sie sind zum Tanzen gegangen oder ins Bierzelt. Anton hat sich dabei wohlgefühlt und immer noch nicht bemerkt, dass er über seine Kräfte lebt. Psychotische Symptome häuften sich, hauptsächlich im Büro.

Anno 1978-1979 haben Anton und Sabine mit den neuen Nachbarn gemeinsam die Außenanlagen ihrer Reihenhäuser erstellt, und zwar: Terrassen und Trennwände, Zäune, Rasen ansäen, Müllboxen und Briefkastensäulen aufstellen, Gehwege zum Hauseingang pflastern, Kantsteine betonieren für alle Fußwege, etc.

Jeder Nachbar hatte eine feste Aufgabe zu erfüllen. Die Männer haben die Arbeit gemacht und die Frauen hatten Hilfstätigkeiten zu verrichten und für Essen und Trinken zu sorgen. Der Beton für die Fundamente von Terrassen und Trennwände kamen per Betonmischer-LKW vom naheliegenden Betonwerk. Alle anderen Baustoffe wurden vom Baustoffhandel per LKW angeliefert. Bei dieser gemeinsamen Arbeit wurden die vier Nachbarn dann zu Freunden.

Gleichzeitig raste Anton mit Lichtgeschwindigkeit auf den Abgrund zu, geblendet von seiner Euphorie, die er Privat und auch beruflich verspürte. Ihn beherrschte zwar eine depressive Grundstimmung, aber feiern und arbeiten als Workaholic in der Firma stabilisierten Antons angeschlagenes Selbstvertrauen und er wurde leicht euphorisch. Allein diese Besessenheit war schon der reinste Wahnsinn.

Zu dieser Zeit haben Anton und Sabine eine Familie gegründet mit der Geburt ihrer Töchter Kerstin und später dann Anja. Beides waren Wunschkinder. Sabines Schwangerschaft bzw. Entbindung verliefen problemlos. Noch während er beiden Schwangerschaften hat Anton die Kinderzimmer tapeziert. Außerdem kauften Anton und Sabine für den Familienzuwachs Möbel, Kinderwagen, Babykleidung, etc.

Bewusst ging es Anton aus seiner Sicht noch gut, denn die psychotischen Episoden waren nur von kurzer Dauer und Anton registrierte es im Nachhinein nur oberflächlich und konzentrierte sich voll auf den Tagesablauf. Die Baby Zeit nach den Geburten bereicherte das Leben von Anton und Sabine und sie waren eine glückliche Familie.

10.3 Tätigkeitsprofil, anno 1975-1985

Von der Maschinenfabrik erhielt Antons Abteilung bei der Auftragsabwicklung eine Motorenliste, in der nach Positionen in Bandlaufrichtung alle Motoren, Endschalter, Magnetventile, Lichtschranken, etc. aufgelistet waren. Die Dimensionierung und Bestellung dieser Ausrüstung war nämlich seine Aufgabe in der Projektierung.

Dazu benutzte Anton die vielen firmeninternen Kataloge der Motorenwerke und Gerätewerke Die Berechnungen machte er mit dem Taschenrechner. Und seiner Praxiserfahrung in der Stahlindustrie. Anton hat dann dieses Material in den eigenen Werken bestellt.

Das Material hat er zu einem von ihm geplanten Termin auf eine "Werknummer" in die Firmen Werkstatt liefern lassen. In dieser eigenen Werkstatt hat Anton in der Arbeitsvorbereitung die Schaltschränke und Steuerpulte in Auftrag gegeben. Die Lieferterminüberwachung gehörte auch zu seinen Aufgaben.

Die Motoren hat er direkt auf die Baustelle liefern lassen. Das Engineering, sprich Erstellung der Fertigungsunterlagen für die Steuerpulte und Schaltschränke hat Anton in den Ingenieur Fachabteilungen bestellt. Diese Fertigungsunterlagen hat er zu einem von ihm bestimmten Liefertermin in die Werkstatt liefern lassen.

Dazu fertigte Anton mit Papier und Bleistift Skizzen an. Vor dem Versand auf die Baustelle, hat er in der Werkstatt die Steuerpulte und Schaltschränke abgenommen und freigegeben. Auch hier war seine Praxiserfahrung als Elektriker erforderlich. Die Steuerungstechnik der Industrieanlage hat Anton in einer Ingenieur Fachabteilung bestellt.

Dazu stand er im ständigen Kontakt mit den dortigen Ingenieuren. Diese Fachleute haben die Fertigungsunterlagen für die Steuerschränke und Computerschränke erstellt bzw. die Computerprogramme geschrieben. Verantwortlich für sämtliche Abteilungen und Zulieferer war allein Anton als Projektleiter.

Als projektierende Abteilung waren sie weisungsbefugt gegenüber allen anderen Ingenieurabteilungen, Werken und Werkstätten in ihrem Hause. Sie waren das Stammhaus der Firma. Abgesehen von Antons ständigen Auslands- und Inlandsflügen sah sein Büroalltag, wie folgt aus: Bei Geschäftsreisen hat ein Firmentaxi von der Fahrbereitschaft ihn zu Hause abgeholt und zum Flughafen gefahren.

Es gab keine PCs oder Notebooks und es gab kein Internet. Kommunikationsmittel waren Fernschreiber und Telefon und das Schreiben von Geschäftsbriefen Alle Texte und Skizzen bei seiner Ingenieurarbeit erzeugte er mit Papier und Bleistift und Taschenrechner unter Zuhilfenahme von Aktenordnern. Seine Texte und Skizzen wurden von einem Technischen Zeichner oder einem Ingenieur der Fachabteilung ausgearbeitet.

Er hatte jede Menge Hilfskräfte verfügbar, wie folgt: Schreibkräfte zum Schreiben der Geschäftsbriefe und Fernschreiben. Datentypistinnen zur Eingabe von Daten am Terminal für das Rechenzentrum. Botinnen (Hauspost). Registratur (Anlegen, Ablage, Suche von Aktenordnern). Ingenieurassistentin

Die elektrische Ausrüstung wurde bestellt im:

1. Motorenwerk.
2. Trafowerk
3. Gerätewerk

In den Werkstätten wurden gefertigt:

1. Schaltschränke,
2. Regler-Schränke
3. Steuerschränke.
4. Steuerpulte

Nicht nur die Kunden, sondern auch die Maschinenfabriken waren meistens im Ausland. Der Ablauf war wie folgt: Ein Fahrer der Firmen-Fahrbereitschaft hat Anton zu Hause abgeholt. Der Fahrer hat bei seiner Tour dabei noch andere Ingenieure zu Hause abgeholt. Dann fuhr er zum Flughafen. Aus dem Büro hatten sie einen riesigen Aluminium-Schwerlastkoffer dabei mit Aktenordnern und Zeichenrollen.

Sie sind meistens zu zweit geflogen. Bei Überseeflügen kamen sie meistens mit Sonnenaufgang am Zielflughafen an. Dann haben sie am Flughafen ein Auto geleast oder wurden von einem Kollegen der Firmen-Landesgesellschaft abgeholt. Anton und seine Kollegen sind oft vom Flughafen direkt in das Büro ihres Geschäftspartners gefahren. Entweder Kunde, Maschinenfabrik oder Firmen-Büro.

Für die Besprechungen hatten sie ihre Aktenordner dabei. Gearbeitet wurde immer und überall: im Hotel, im Restaurant, in der Bar und im Büro vom Aufstehen um 5:00 Uhr bis nachts 0 Uhr. Weil sie meistens 14 Tage auf Geschäftsreise waren, haben Anton und seine Kollegen sich am Wochenende Land und Leute angeschaut.

Sie wurden auch manchmal dabei nach Hause privat eingeladen. Weil es damals keine Videokonferenzen gab, waren bei jedem Auftrag sehr viele Geschäftsreisen erforderlich. Geflogen sind sie Business Class. Wenn ein Abteilungsleiter dabei war, sind sie erste Klasse geflogen. Ihre Sekretärin hatte zuvor daheim den Flug und die Hotelzimmer gebucht. Wieder daheim hat Anton eine Reiseabrechnung erstellt und die Spesen entweder pauschal oder nach Aufwand abgerechnet.

Auf 100 Ingenieure kamen nur etwa 10 Kaufleute. Es gab die Ingenieur-Abteilungen und die kaufmännische Abteilung. Die Ingenieure haben zum Selbstkostenpreis das Angebot für die Industrieanlage kalkuliert. Für das Material (Motoren, Geräte, etc.) gab es dazu etliche Kataloge mit Preislisten in den Aktenschränken. Die Kaufleute haben lediglich den Faktor Kundenpreis zu Selbstkostenpreis festgelegt. Als Stammhaus haben sie immer zu diesem Kundenpreis angeboten. Die Außenstellen haben zum Geschäftsstellenpreis angeboten.

Dazu gab es eigene Preislisten (Inland oder jeweiliges Ausland getrennt) Bei Auftragsabwicklung haben die Ingenieure das Material (Motoren, Trafos, Geräte, etc.) zum Selbstkostenpreis bestellt. Dabei mussten sie dieses Material in den eigenen Fabriken und Werkstätten bestellen.

Bei jeder Auftragsabwicklung wurden neue Teams gebildet. Oft kamen die Möbelpacker zu Anton ins Stammhaus. Entweder in sein Großraumbüro (war eine ganze Etage ohne Zwischenwände) im großen Bürogebäude oder es wurde zusätzlich Bürofläche außerhalb angemietet. Dann sind sie mit ihren Schreibtischen und Aktenschränken umgezogen.

Entweder innerhalb des Großraumbüros oder mit LKW in ein leerstehendes Bürogebäude. Seine Abteilung stellte die Projektleiter. Aus den Fachabteilungen kamen Ingenieure für das Engineering dazu. Dabei wurden die Stromlaufpläne, Stücklisten und Layouts für die Schaltschränke und Steuerpulte erstellt, welche in der Werkstatt bestückt und verdrahtet wurden. Es wurden außerdem Kabellisten für die Kabelverlegung zwischen den Schaltschränken, Motoren, Magnetventilen, Endschalter, Lichtschranken erstellt für die Montage auf der Baustelle.

Die Automatisierung der Anlage wurde von Ingenieuren der Fachabteilung in elektronischen Steuerungen oder in frei programmierbaren Steuerungen realisiert bzw. damals auch schon in Prozessrechnern. Die Schalthausbelüftung haben sie von einer Fremdfirma planen lassen.

Aus der Montageabteilung holten sie erfahrene Montagemeister und Monteure mit Baustellen Erfahrung in ihr Team. Diese Fachleute haben das notwendige Werkzeug, Schweißgeräte, Stahlprofile (Flacheisen, Winkeleisen, U-Eisen), Stahlbleche, Montagematerial und Kabeltrommeln auf die Baustelle geschickt.

Außerdem brauchten sie in ihrem Team Versandspezialisten, die mit der internationalen Spedition zusammenarbeiteten, für die Verschiffung der E-Ausrüstung nach Übersee. Diese Spezialisten haben sogenannte Kollis mit dem jeweiligen Gewicht und den Außenabmessungen ermittelt für die Verladung auf den Containerfrachter.

Zusätzlich benötigten sie noch Leasingpersonal von Leihfirmen, wie Technische Zeichner, Sekretärinnen, Techniker, Registratur-Personal, etc. Antons Firma hatte auch eigene Bauingenieure zur Erstellung der Baupläne von Motorenhäusern, Schalthäusern und Kabelkeller. Diese Ingenieure haben im Zeichensaal am Zeichenbrett im Stehen die großformatigen Bauzeichnungen gezeichnet.

Mit dem Versand der E-Ausrüstung auf die Baustelle übernahm die Montage Abteilung MA die Arbeit. Die MA stellte den Bauleiter und die Montagemeister für die

Baustelle. Das Montagepersonal wurde vor Ort angeworben. Danach schickte die MA die Inbetriebsetzung-Ingenieure für die Inbetriebnahme der Industrieanlage. Dabei mussten sämtliche technischen Fehler beseitigt werden, die die Projektierung oder Fertigung verbockt hatten.

Bei Großaufträgen: Wenn z. B. ein komplettes Hüttenwerk, bestehend aus Hochöfen, Stahlwerk, Walzwerke, gebaut wurde, gab es ein Konsortium der beteiligten Firmen: Elektrofirmen, Maschinenbaufirmen, Baufirmen für Fundamente und Hallenkonstruktion, etc. Diese Firmen wurden von der "Federführung" koordiniert. Antons Firma holte dann zusätzliche Ingenieure für diese Zusammenarbeit in ihr Team.

An Antons Firmen-Standort befand sich ein großes Schulungszentrum mit vielen Unterrichtsräumen. Die Teilnehmer (alle intern) kamen aus der ganzen Welt, aus den Außenstellen. Für Anton war der Lehrgang am Wohnort, was sehr bequem für ihn war. Meistens dauerte die Schulung eine Woche. Durch die kurzen Innovationszeiten mussten die Ingenieure in neuen Firmen-Techniken laufend geschult werden.

Als Unterrichtsmaterial erhielten sie die neusten Firmen-Kataloge der Werke sowie Arbeitsblätter und

Berechnungsbeispiele, z. B. Steuerungssysteme, z. B. Antriebstechnik, Thyristor-Sätze und Regelung. Einige Referenten kannte Anton schon von seinem Ingenieur Studium her. Deren Fachbücher waren unter Studenten sehr gefragt

In der Zeitspanne 1975-1985 wurde Anton viermal als Bundeswehr Reserve Unteroffizier zur Mobilmachung-Übung vom Kreiswehrersatzamt eingezogen. Zum Truppenübungsplatz Munster Lager in der Lüneburger Heide und nach Grafenwöhr in der Oberpfalz. Vom Büro direkt in die Pampa für vier Tage. Krass. Seine Bundeswehr Bekleidung hatte Anton im Seesack als Reservist zu Hause. Anreisen zum Truppenübungsplatz musste er mit der Deutschen Bahn. Am dortigen Bahnhof wurde er vom Bundeswehr Lkw abgeholt.

Das Essen gab es aus der Gulaschkanone aus dem Blechnapf. Das Klosett war eine Latrine (Donnerbalken), wo man Arsch an Arsch ohne Zwischenwände in ein Loch kacken musste. Der Donnerbalken war ein mehrere Meter langes Holzbrett, auf dem im Abstand von jeweils 1 Meter ein kreisrundes Loch für den Arsch zum Sitzen sich befand. Geschlafen haben sie in Zelten oder Holzbaracken auf Pritschen.

Alles unter kriegsähnlichen Bedingungen im Kampfanzug. War nichts für Weicheier. Auf dem Truppenübungsplatz haben sie Krieg gespielt. Dabei wurde das Zusammenwirken zwischen Offizieren, Unteroffizieren und Soldaten geprobt.

10.4 Vollgas in den Wahn, anno 1980-1985

Der schleichende Beginn von Antons Schizophrenie fing schon etwa 5 Jahre früher an, also anno 1980, vor dem Ausbruch dieser Krankheit. Anton hat akustische und visuelle Wahrnehmungen negativ auf sich bezogen. Er fühlte sich zeitweise beobachtet oder Gesprächsthema zu sein. Diese Phänomene ereigneten sich vor dem Hintergrund von Antons enormer Belastung in der schon erwähnten Aufgabe als Projektleiter.

Seine unmittelbaren Vorgesetzten sah Anton psychologisch als Vaterfiguren, die er nicht enttäuschen wollte. So wie Anton seinem Vater in der Kindheit und Jugend gehorcht hat, folgte er den Anweisungen seiner Vorgesetzten bedingungslos, zumal Anton auch bei Militär gelernt hatte, zu gehorchen und Befehle auszuführen, wie im Krieg sein Vater.

Innerlich und charakterlich war Anton damals noch ganz ein Kind des Obrigkeit-Staates der 50er bis in die frühen 60er Jahre. Aus dieser Sackgasse kam Anton nicht mehr heraus, zumal es die moderne Psychiatrie noch nicht gab, geschweige Arztgespräche im Vorfeld. Anton hat daher nach der Devise „Augen zu und durch“ sein Arbeitspensum erledigt, mit der Brechstange, befeuert durch sein zwischenzeitliches Arbeiten als Workaholic. Allein das war schon Wahnsinn. Anton hat einige Monate vor dem Kollaps nur noch funktioniert wie ein Computer, hat geschuftet bis zum Umfallen, bis die Lichter ausgingen. Sein Wahn wurde eine Botschaft seiner Seele.

Anton war sehr ehrgeizig und war von seiner technischen Begabung her auf jeden Fall geeignet für seine Ingenieurtätigkeit. Es ist mehr die Frage: was war zuerst da? Die Henne oder das Ei. Hat Antons „Stoffwechselstörung im Gehirn“ die psychotischen Vorboten hervorgerufen oder waren diese Vorboten lediglich eine Reaktion auf sein enormes Arbeitspensum als Workaholic. Fest steht, dass Anton aus seiner Arbeit viel Selbstbestätigung erfuhr. Allerdings nicht auf der emotionalen Schiene, sondern nur vom Verstand her. Seine Gefühle sind dabei langsam verkümmert.

11. Zusammenbruch, Psychiatrie, anno 1985-1988

11.1 Alte Heil- und Pflegeanstalt

Anno 1985 im Februar ist Antons Schizophrenie mit voller Brutalität ausgebrochen und hat ihn in eine bizarre Wahn-Welt hineinkatapultiert innerhalb weniger Stunden. Als Ingenieur war sein Wahn derart perfekt „konstruiert", dass Anton felsenfest davon überzeugt war, ein Computer zu sein. In seinem Schädel waren anstelle eines Gehirns Elektronik-Bausteine eingebaut.

Fatal war, dass Antons Sinne: Fühlen, Sehen, Riechen, Schmecken, Hören in seine Wahnwelt „systematisch" integriert waren. Die „reale" Welt, wie Anton sie wahrnahm, war deckungsgleich mit der Wahnwelt. Anton war also chancenlos und hilflos.

Noch schlimmer war, dass Anton nicht therapierbar war. Anton hatte derart gründlich in seinem Kopf alles kaputt gemacht, dass eine lebenslange Unterbringung in der Psychiatrie drohte. Das Perfide war, Antons Bewusstsein simulierte das Innere eines Computers. Seine Gedanken sendeten Botschaften in Form von Telegrammen an den Großrechner der Universität.

Mobile Computer, wie Smartphone, PC, Notebook, etc. waren damals noch gar nicht erfunden. Die

Datenübermittlung zwischen Anton und dem Großrechner beschleunigte sich rasant bis zur Lichtgeschwindigkeit. Und dann dieses Geräusch: „sirrh, sirrh“, ein unerträglicher lauter Ton, es fühlte und hörte sich für Anton an, dass fiktive Zahnräder in seinem Kopf ineinandergriffen und sich drehten.

Nach Ausbruch der Schizophrenie wurde Anton mit dem Krankenwagen in die geschlossene Psychiatrie gebracht. Anno 1985 war die moderne Psychiatrie mit der Kopfklinik noch im Bau befindlich. Daher kam Anton die ersten Monate in die alte Heil- und Pflegeanstalt.

Nach der stationären Erst-Aufnahme musste Anton im Foyer Platz nehmen und auf das Arztgespräch warten. Dort lief gerade der Fernseher und Anton hat teilnahmslos zugeschaut. Die Schauspieler im TV-Film hatten rote Augen, die ihn anstarrten und für Anton der Inbegriff des Wahnsinns waren. Außerdem blieb öfters das Fernsehbild stehen und bewegte sich nicht mehr.

Der Ärztin erzählte Anton dann im Erst-Gespräch, dass er ein Computer sei und wie er sich dabei fühlt und leidet. Die Psychiaterin meinte dann: „Sie leiden unter einer paranoiden Schizophrenie. Gegen die Stimmen gibt es Medikamente, ansonsten ist die weitere Behandlung äußerst schwierig.

Als dieses Gebäude während der letzten Jahre stufenweise abgerissen wurde, verspürte Anton Nostalgie Gefühle und war irgendwie traurig. Das ist kein Witz. Trotz seiner unendlichen Seelenqualen, die mit diesem Ort verbunden waren, verschwand damit eine Identifikationsmarke aus seinem Leben.

Die alte Heil- und Pflegeanstalt lag neben der heutigen Kopfklinik. In der NS-Zeit wurden die Patienten im Rahmen des Euthanasie-Programms in Tötungsanstalten deportiert und dort vergast. Es war ein schauriger Ort. Anton sieht die Szenerie noch vor seinem geistigen Auge. Die alte Psychiatrie lag in einem Wäldchen mit jahrhundertealten Bäumen. Der Haupteingang war über eine steinerne Treppe mit viele Stufen zu erreichen. Für Anton war dieses düstere Gemäuer bei der schummerigen Außenbeleuchtung der Inbegriff von Wahnsinn.

In der Heil- und Pflegeanstalt gab es nur Mehrbettzimmer mit mindestens 6 Betten sowie einen Schlafsaal mit etwa 18 Betten. Zuerst war Anton im Schlafsaal, in dem die ganze Nacht Licht brannte. Gürtel, Schnürsenkel, Schal, Rasierzeug, etc. wurden ihm abgenommen. Die Fenster waren ausbruchssicher vergittert. Während der Nacht wurden die Patienten von den Pflegern überwacht.

In der Mitte des Flurs war eine Wache mit Fenstern ringsherum, wo die Pfleger die Patienten im Auge behalten konnten, wenn sie außerhalb ihres Zimmers herumliefen. Es gab Massenwaschräume für mehrere Zimmer zusammen. Im Keller waren die Beschäftigungstherapie und die Frühsportgruppe. Alle Krankenstationen waren geschlossene Abteilungen, so dass man ohne Pfleger nicht die Station verlassen konnte.

Bei der Visite fragte der Professor: „Wie heißen Sie und was fehlt Ihnen?“ Anton antwortete voller Ernst: „Ich bin ein Computer.“ Der Professor wandte sich an seinen Oberarzt und bemerkte: „Bei diesem Patienten müssen wir über eine Verrentung nachdenken.“

Die meisten Ärzte und Pfleger waren schroff, wie bei Militär. Manche Pfleger haben noch gespöttelt bei der Entlassung aus der Heil- und Pflegeanstalt, sinngemäß. „Wir sehen uns bald wieder.“

Damals wurde noch kein Unterschied gemacht zwischen psychiatrischen und neurologischen Krankheiten. So traf Anton dort Schizophrene, Depressive, Alkoholkranke, Alzheimerpatienten, Parkinsonpatienten, Epileptiker, Schwule und Lesben, etc. pp.

Viele Patienten, Anton auch, sind stundenlag wie Roboter den langen Flur entlanggelaufen, immer hin und her. Viele Patienten dämmerten vor sich hin, andere verhielten sich aggressiv. Ein Patient im Schlafsaal saß nachts aufrecht im

Bett und hat mit dem Oberkörper ständig vor und zurück geschaukelt. Ein anderer Patient hat mit seinem Rollstuhl mutwillig seine Mitpatienten angefahren und attackiert.

Ein Mann hatte unterhalb der Schulter beide Arme frisch amputiert und hat mit dem rechten Fuß auf die Türklinken getreten, um diese zu öffnen. Einige Patienten lagen schon einige Jahre im Bett und wurden von ihren Angehörigen gepflegt. Sie hatten sich aufgegeben. Anton hätte fast das gleiche Schicksal ereilt.

Vom Projektleiter eines Groß-Auftrages in der Elektroindustrie zum Insassen in der Heil- und Pflegeanstalt anno 1985. Noch krasser hätte der Absturz nicht sein können. Die Zäsur war so gewaltig, dass Anton fast 40 Jahre (!) brauchte, in ein normales Leben zurückzukehren. Schaffen konnte Anton es nur zusammen mit seiner Familie, seinem eisernen Willen und seinen neuen Hobbys. Er hat seit damals, genauer seit 1988, nie mehr Kontakt zu anderen Betroffenen gehabt und ist seinen eigenen individuellen Weg gegangen.

In der alten Heil- und Pflegeanstalt nahm Anton an der Beschäftigungstherapie teil, welche im Keller (Souterrain) sich befand. Auf der Gartenseite mit altem Laubbaumbestand konnten die Patienten ebenerdig den Therapieraum verlassen. Bei der Maltherapie hatte Anton massive Ängste in der Gruppe etwas von sich preiszugeben. Zumal es sehr persönliche Themen waren, die die Therapeutin vorgab.

Diese Angst vor anderem Menschen, sich selbst zu blamieren, dass diese Menschen über ihn negativ reden, hielt viele Jahre lang an. Außerdem wollte der Tag nicht zu Ende gehen, die Zeit schlich und blieb teilweise stehen. Dazu gesellten sich Depressionen.

Nach dem Aufstehen und dem Frühstück war der Tag für Anton eine einzige Qual und kaum zu ertragen. Unten im Keller verliefen die Versorgungsleitungen für das gesamte Gebäude.

Manchmal hellte sich Antons Gemüt kurzzeitig auf, z. B. als die Patienten vor dem Therapie-Raum einen Igel im Laubhaufen im Winterschlaf entdeckten beim Laub zusammenkehren.

11.2 psychiatrische Tagesklinik

Anno 1986 bis 1987 war Anton in der Tagesklinik zwecks Psychotherapie. Er ist morgens mit der Eisenbahn in die Stadt gefahren und dann weiter mit der Straßenbahn. Am späten Nachmittag fuhr er dann wieder heim. Anfangs war Anton voller Angst vor seinen Mitpatienten und war gehemmt. Er befürchtete, die Therapeuten würden ihn bloßstellen.

Es gab Maltherapie, gestalten mit Holz und Stein, Unternehmungen wie: Schwimmbadbesuche, Bowling, Basketball, Spazieren gehen, Gesprächstherapie in der Großgruppe, Gruppe und einzeln. Nach einigen Wochen hatte Anton sich mit den Gruppenmitgliedern angefreundet, mit Stefan, Peter, Jörg, Heidi, Ilona, Brigitte.

Anton ging es besser, aber es sollte nicht auf Dauer sein, weil er dann allmählich euphorisch wurde. Weil Anton dann mit psychotischen Symptomen überdrehte, bekam er zusätzliche Psychopharmaka.

In der Mittagspause hat Anton mit Stefan und Peter oft Skat gespielt, was dann zur Gewohnheit wurde. Von der Klinikleitung wurde es nicht gern gesehen und bald darauf verboten.

In seiner euphorischen Phase hatte sich Anton in seine Mitpatientin Brigitte verliebt, aber ihr nichts gesagt. Es war auch nur ein Strohfeuer, weil er überdreht war. Zu Hause hat Anton auf seinem Schallplattenspieler die alten Schallplatten von früher angehört von den Beatles, Rolling Stones, Who, Jimi Hendrix, etc. Dabei hat er Rotwein getrunken, um seine Euphorie noch zu steigern.

Im Rückblick auf sein Leben und seine Krankheit sieht Anton vieles positiver als er es damals empfunden hatte. Vielleicht, weil jetzt in der Erinnerung die empfundene Kameradschaft im Vordergrund steht und Anton seine Krankheit voll angenommen hat.

Damals musste Anton eine Erwerbsunfähigkeitsrente beantragen, weil eine Gesundung nicht absehbar war. Da Anton zu krank war, hat seine Frau Sabine sich darum gekümmert.

In seiner euphorischen Phase hat Anton viel mit seinen Kindern Anja und Kerstin gespielt. Als die ambulante Therapie nach etwa einem Jahr beendet war, fiel Anton in dein tiefes schwarzes Loch und bekam schwere Depressionen.

11.3 stationäre psychiatrische Langzeittherapie

Nach dem Ausbruch der paranoiden Schizophrenie anno 1985 und dem Abklingen der Wahnvorstellungen und dem „Stimmen hören“ litt Anton jahrelang unter dem depressiven Erschöpfungssyndrom (postpsychotische Depressionen). Diese wurden anno 1987 so schlimm, dass Anton sich aufgeben hatte und 6 Monate lang nur im Bett lag. Er hat sich nicht mehr gewaschen und nicht mehr die Zähne geputzt. Seine Töchter Kerstin and Anja waren damals 5 und 7 Jahre alt.

Zu der unendlichen Traurigkeit gesellte sich eine massive Antriebslosigkeit, die wie Blei an seinen Gliedern hing und jede Bewegung unmöglich machte. Seine Gedanken drehten sich im Kreis und er grübelte, wie er sich umbringen kann. Aber letztendlich hatte Anton Angst vor dem Sterben. Er dachte, beim Selbstmord könnte er schwer verletzt überleben und ein Pflegefall werden.

Antons Kinder haben ihren Papa tagsüber im Bett besucht und gekuschelt. Das war Antons einziger Lichtblick und wohl die Kraft, die Anton am Leben hielt. Anton hatte von Februar bis August im Bett gelegen.

Dann musste er 200 km mit dem Zug fahren, um sich in einer Psychiatrischen Klinik vorzustellen für eine stationäre Langzeittherapie von 1 bis 1,5 Jahre. Das war eine enorme Kraftanstrengung und Überwindung für Anton. Bei dem Arztgespräch. musste Anton genau begründen, warum er Therapie machen will.

Die stationäre Langzeittherapie dieser Klinik entsprach nicht der gängigen Schulmedizin, sondern hatte ein anderes Therapiekonzept. Die Patienten durften etwa 1,5 Jahre lang ihre Eltern, Verwandten und Freunde nicht sehen. Wenn Patienten Besuch bekamen, war ein anderer Mitpatient dabei als Aufpasser.

In der Großgruppe wurde diskutiert zwischen Therapeuten und allen Klinikbewohnern über ganz persönliche, intime Angelegenheiten des Einzelnen. Dabei wurde viel herumgeschrien. Ziel war es, dass die Patienten ihre Beziehung zu ihrem Elternhaus kritisch betrachteten.

Außerdem wurden während des Aufenthaltes die Eltern einmal zu einem Gespräch eingeladen, wo Anton ihnen kritische Fragen stellen und kritisieren sollte. Bei Anton war das jedoch unmöglich, weil er schwer depressiv war.

Anton war während des gesamten Aufenthalts voller Angst vor den Mitpatienten, Therapeuten und Ärzten. Außerdem hatte er einige psychotische Symptome, hat sich also Sachen eingebildet. Anton hatte panische Angst davor, dass die Ärzte seine Gedanken lesen können.

Wenn ein Patient entlassen werden wollte, musste er diesen Wunsch in der Großgruppe genau begründen. Er wurde dann überredet zu bleiben. Sehr viele Patienten gelangten so am Ende in die Außenwohngruppen.

Sabine mit den Kindern Anja und Kerstin haben Anton auch einmal besucht, wiederum in Gegenwart eines Mitpatienten.

Als Therapieformen gab es Reittherapie, Tanztherapie, Maltherapie, Musiktherapie, Gesprächstherapie, Großgruppe. Allein zu tanzen oder zu musizieren war für Anton unmöglich, weil er gehemmt war.

Anno 1987 hat Anton einen zweiten psychotischen Schub bekommen, und zwar in dieser Klinik. Er hörte imperative Stimmen, die ihm befahlen, vom höchsten Turm der Stadt in den Tod zu springen. Anton ist der Stimme gefolgt und hat die Klinik verlassen, um mit der Straßenbahn zu dem genannten Turm zu fahren.

Kurz vor dem Ziel kamen Anton aber dann doch Zweifel und er ist zurück in die Klinik gefahren. Dort wurde er bereits vermisst und als er von den Stimmen erzählte, in die geschlossene Psychiatrie des dortigen Bezirkskrankenhauses gebracht.

11.4 Bezirkskrankenhaus

In der geschlossenen Psychiatrie des dortigen Bezirkskrankenhauses ist Anton bis zum Frühjahr 1988 geblieben. Der ihn behandelnde Psychiater hat Anton aufgeklärt über die Praktiken der vorherigen Psychiatrischen Klinik und dass er nicht mehr eigenständig in Freiheit leben könne, weil er bereits hospitalisiert sei. Er empfahl Anton, bei ihm auf Station etwa 4 Monate Psychotherapie zu machen, um dann nach Hause entlassen zu werden, um in einer Behinderten-Werkstatt am Wohnort zu arbeiten.

Wohnen sollte Anton entweder zu Hause oder in einer therapeutischen WG, abhängig davon, ob seine Ehefrau Sabine Anton wieder bei sich aufnimmt, weil es in ihrer Ehe stark kriselte. Der Arzt empfahl Anton, nach seiner Entlassung nicht mehr in die Psychiatrische Klinik zurückzukehren.

Nach Rücksprache mit Sabine hat Anton dann eingewilligt, weil er gerne schnell wieder nach Hause wollte. Die Psychotherapie war hart für Anton, aber erträglicher, weil sie der Schulmedizin entsprach und nicht rumgeschrien wurde. Durch seine Sozialphobie hatte Anton Angst vor seinen Mitpatienten und Ärzten. Anton durfte auch zweimal seine Familie über das Wochenende besuchen und fuhr mit Bus und Eisenbahn.

12. Martyrium, 1988-1992

12.1 Situation daheim

Nach 3 Jahren Psychiatrie in verschiedenen Einrichtungen war Anton schwerkrank ab anno 1988 wieder zu Hause bei seiner Familie. Anton war jetzt 38 Jahre alt, seine Frau Sabine 35 Jahre und ihre Kinder Kerstin und Anja 5 und 8 Jahre alt. Anton hatte sich entschlossen wieder nach Hause zu gehen und nicht in einer therapeutischen Wohngruppe zu leben. Er hatte Angst, dann seine Familie zu verlieren. Anton war Frührentner und damit ohne Arbeit.

Irgendwie haben die vier es geschafft, diese sehr schwere Zeit gemeinsam zu überstehen. Sabine hat in diesen Krisenzeiten die Familie zusammengehalten, schon ab Antons Erkrankung anno 1985.

Als Anton noch als Ingenieur berufstätig war, steckte Antons Ehe bereits in einer tiefen Ehekrise. Nun entschlossen sich beide Ehepartner, gemeinsam die Ehekrise und Antons schwere Krankheit zu überwinden. Diese Einsicht entsprang der übereinstimmenden Erkenntnis, es nur gemeinsam schaffen zu können, diese schweren Zeiten zu überstehen. Es bedurfte dazu keiner Aussprache. Dazu kam das Stigma der Schizophrenie in der Öffentlichkeit, Nachbarschaft und Bekanntenkreis. Anton und Sabine wurden ausgegrenzt, bestenfalls ignoriert.

Zusätzlich hatte Anton Angst vor menschlicher Nähe und wirkte wohl daher unsicher im Auftreten bei seinen Mitmenschen. Diese Sozialphobie war für Anton kaum zu ertragen. Da er keine Aufgabe mehr in seiner Familie zu erfüllen hatte, kam Anton sich überflüssig und nutzlos vor. Aber seine Antriebslosigkeit erschwerte es massiv, sich zu beschäftigen. Sie hing ihm wie Blei in den Gliedern und er war gedankenleer. Er glaubte, seine Vergangenheit von seinem Lebenslauf vergessen zu haben.

12.2 Beschäftigungstherapie beim Arbeitgeber

Als Anton aus dem Bezirkskrankenhaus entlassen wurde anno 1988, war er mittlerweile hospitalisiert und unfähig, seinen Tagesablauf sinnvoll zu gestalten und nicht auf dem Sofa zu liegen. Über die Caritas erhielt er einen geschützten Arbeitsplatz für Behinderte in der Fertigung einer Elektrofirma.

Zuerst musste Anton sich beim Caritas vorstellen, um über seine Behinderung zu sprechen und über seinen bisherigen Beruf. Als ehemaliger Elektroingenieur kam eine handwerkliche Tätigkeit bei seinem bisherigen Arbeitgeber in einem anderen Unternehmensbereich in Frage. Als Frührentner durfte er einen Minimalbetrag hinzuverdienen.

Anton musste in einer Werkstatt einfache Tätigkeiten verrichten bei der Montage von elektronischen Geräten. Anton musste als ungelernter Arbeiter kleine Kunststoffscheiben mit Pril Wasser reinigen, sortieren und einzeln trockenreiben, um sie anschließend auf eine Glasscheibe zu legen zur Nachbehandlung.

Seine Kollegen waren alle psychisch normal. Antons Arbeitszeit betrug 2 Stunden täglich von Montag bis Freitag. Er ist jeden Tag mit der Eisenbahn in die Nachbarstadt gefahren. Aus Angst vor Menschen ist

Anton im letzten Personenwaggon eingestiegen. Auf dem Bahnsteig beim Warten auf den Zug stand er abseits.

Sein Arbeitsweg hin und zurück dauerte auch 2 Stunden, so dass er den ganzen Vormittag außer Haus war.

Der Arbeitsweg kostete ihn viel Kraft, auch das Zusammensein mit seinen Kollegen in der Werkstatt. Anton fühlte sich dort beobachtet und nicht ernstgenommen. Außerdem glaubte Anton, dass die Kollegen über ihn reden, zumal er selbst immer stumm blieb. Anno 1992 wurde die Fertigung dann in die USA verlegt und alle Kollegen verloren dadurch ihre Arbeit. Irgendwie hat Anton diese Entscheidung bedauert, weil er sich mittlerweile an seinem Arbeitsplatz eingewöhnt hatte.

Die letzten Wochen war Anton etwas aufgetaut und hat manchmal etwas geredet. Er stimmte daher mit in das allgemeine Bedauern im Kollegenkreis ein und die ungewisse Zukunft für alle Beteiligten.

12.3 Gesprächstherapie bei Psychologin

Anno 1988 bis 1990 machte Anton eine Gesprächstherapie bei der niedergelassenen Psychologin Frau Dr. von H.... Deren Ziel war es, Anton bei der Bewältigung der verbliebenen Rest-Symptome seiner Schizophrenie zu helfen. Doch Anton war so kaputt, dass er von seinem Lebenslauf nichts erzählen konnte. Er hatte das Gefühl, dass seine Vergangenheit in seinem Gehirn ausgelöscht war. Ihn beherrschte ausschließlich die permanente Angst vor seinen Mitmenschen, seine massive Antriebslosigkeit und dass er glaubte zu hören, wie die Leute negativ über ihn reden.

Außerdem blieb öfters „die Zeit stehen“. Dann bewegte sich der Minutenzeiger der Pendeluhr nicht mehr, was bei Anton für panische Unruhe sorgte. Durch die zusätzliche Sitzunruhe hat Anton mit den Oberschenkeln ständig hin- und her geschaukelt oder ist im Zimmer auf und abgelaufen.

Die meiste Zeit hat Anton in den Therapiegesprächen bei der Psychologin geschwiegen, die versuchte, behutsam mit Anton ins Gespräch zu kommen. Aber Anton war zu krank, sein Leben zu reflektieren. Innerlich leer, wie eine leere Buchseite. Zudem hatte Anton Angst davor, eigene Fehler und Schwächen zuzugeben und dass ihn seine Frau Sabine verlassen könnte. Im Laufe von vielen Jahren sind die Erinnerungen an seine Lebensgeschichte dann im Detail wiedergekehrt, sie waren also nur für etwa 15 Jahre blockiert, wohl als Schutzmechanismus.

Diese Gesprächstherapie erfolgte parallel zur Beschäftigungstherapie bei Antons altem Arbeitgeber. Zu besprechende Probleme hätte es genug gegeben, aber Anton war noch zu krank, um sich mitzuteilen. Aus Antons damaliger Sicht konnte er nur sagen, er sei antriebslos und habe Angst vor Menschen und dass die Zeit öfters stehen bleibt. Aber dadurch ergab sich kein Gesprächsansatz.

Sein Kopf war gedankenleer, wie eine leere Dose. Anton hatte zu jener Zeit schwere Depressionen, postpsychotisches Erschöpfungssyndrom. Bemerkenswert war, dass Anton sagte, abgesehen von der Antriebslosigkeit ginge es ihm gut. Und das war der Fall, wenn er tagsüber auf dem Sofa lag, besonders im Winter, wenn keine Leute draußen waren und niemand draußen sich unterhalten hat.

Frau Dr. von H…. hat sich viel Mühe gegeben mit Anton in der Gesprächstherapie, aber es hat leider nicht geholfen. Vielleicht nur, wenn Anton erzählt hat; dass er Angst hat. Einzig positiv war wohl Antons Erfahrung, dass die Psychologin zu ihm steht und ihn begleitet in seiner seelischen Not:

13. Antons Verhältnis zur Familie 1988-1995

13.1 Antons Verhältnis zu seiner Frau

Antons Verhältnis zu seiner Frau Sabine war massiv getrübt, weil seine Erkrankung an der Schizophrenie eine enorme Belastung in ihrer Ehe darstellte und ihre gemeinsamen Kinder Anja und Kerstin sich noch im Kindesalter befanden. Durch die lange Krankschreibung und die langen Klinikaufenthalte 1985-1988 war Anton in Frührente geschickt worden. Jetzt hing Anton antriebslos viel zu Hause rum und hat im Sessel vor sich hingedöst oder auf dem Sofa gelegen. Mit Haushalt und Kindererziehung hat Anton die Sabine allein gelassen, die dadurch überfordert war.

Weil Sabine kein Auto fahren konnte, ist Antos Vater, mit seinem Auto mit ihr gemeinsam einkaufen gefahren am Samstagvormittag. Inzwischen hat Antons Mutter das Mitgegessen gekocht für die ganze Familie. Antons Eltern haben Sabine unterstützt, so gut es ging. Sie wohnten in der Nachbarstadt.

Schon erwähnt wurde, dass bereits vor Ausbruch der Schizophrenie 1985, Antons Ehe mit Sabine in eine Krise geraten war, weil beide Partner sich auseinandergelebt hatten und Anton sich zu viel in seinem Ingenieurberuf engagierte. Spät abends kam Anton dann vom Büro heim und war geistesabwesend. Schon da war Anton als

Ehemann und Vater ein Totalausfall. Die Lebenskrise konnten jedoch nur Anton und Sabine zusammen meistern, sonst wäre die Familie auseinandergebrochen.

Sabine hat oft rumgeschrien, weil sie nervlich gestresst und überfordert war mit der häuslichen Situation. Kerstin und Anja brauchten als Kinder noch ihre Fürsorge und der kranke Anton war ihr überhaupt keine Hilfe wegen seiner Antriebslosigkeit und postpsychotischen Depressionen.

Bis etwa anno 1992 war die häusliche Situation in Antons Familie sehr angespannt und es gab viel Streit zwischen den Eheleuten. Kindererziehung, Einkaufen, Kochen, Wäsche waschen, Putzen, etc. hat Sabine davor allein gemacht ohne Antons Hilfe.

Ab anno 1992 fing Anton dann langsam an, Sabine zu helfen. Zu diesem Zeitpunkt hatte Anton die schlimmsten Jahre hinter sich und begann zaghaft damit, seine Situation und die der Familie zu verbessern.

13.2 Antons Verhältnis zu seinen Kindern

Anton war mit Kerstin und Anja mehr zusammen, als wenn er berufstätig gewesen wäre. Dadurch haben seine Kinder ihn besser kennengelernt. Anton hat Zeit viel mit seinen Kindern verbracht und ihnen Märchen vorgelesen, als sie noch kleiner waren.

Abgesehen von den Jahren 1985-1988, als Kerstin und Anja im Kindergarten waren und dann eingeschult wurden, war Anton immer mit seinen Kindern zusammen, weil er ständig zu Hause war als Frührentner.

Es ging Anton zwar psychisch schlecht wegen seiner Krankheitssymptome, aber Anton hat viel mit Anja und Kerstin gespielt und sie haben Radtouren unternommen. Im Sommer waren sie im Freibad. Weil Sabine berufstätig war, konnte sie zeitweise nicht dabei sein.

Später haben Anton, Sabine, Anja und Kerstin dann 14-tägige Urlaubsreisen gemacht mit dem Auto während der Schulferien. Sie haben sich dann eine Ferienwohnung genommen und selbst verpflegt. Sie haben viele Freizeitaktivitäten unternommen. Später, als Anja und Kerstin erwachsen waren, meinten sie unabhängig voneinander, sie hätten eine schöne Kindheit gehabt. Das hat Anton sehr gefreut, denn das ist am wichtigsten.

13.3 Antons Verhältnis zu seinen Eltern

Antons Eltern haben ihm in seiner schweren Krankheit seelisch beigestanden, aber sie konnten mit Antons Schizophrenie überhaupt nichts anfangen. Ihr dürftiges Wissen darüber stammte noch aus der Zeit der Heil- und Pflegeanstalten, wo die Kranken weggesperrt wurden.

Antons Vater gab ihm selbst die Schuld an seiner Krankheit, weil dieser die Arbeit über sein Privatleben gestellt hatte. Er betonte überdeutlich, dass es Schizophrenie bisher nie in seiner Verwandtschaft gab. Wenn Anton mit seinen Eltern zusammentraf, hat er immer geschwiegen, weil er gedankenleer war. Sie gaben ihm dann gutgemeinte Tipps, um sein Leben wieder in den Griff zu kriegen. Antons Eltern haben seine Krankheit in ihrem Umfeld verschwiegen, weil sie sich dafür geschämt haben.

Als Anton das Schlimmste überstanden hatte, etwa anno 1992, hat Anton das Gespräch mit seinem alten Vater gesucht und ihn offen kritisiert, welche Fehler dieser bei seiner Erziehung gemacht hat. Nämlich die bedingungslose Loyalität und Opferbereitschaft seinem Arbeitgeber gegenüber und das Obrigkeitsdenken.

Trotzdem ist Anton froh, dass er trotz dieser Fehler Eltern gehabt hat. Zumal diese ihr ganzes Leben für ihn da waren und es nur gut gemeint haben.

Mit seiner Mutter hatte Anton keine Reibungsflächen, weil sie sich lebenslang seinem Vater untergeordnet hat und keine eigene Meinung vertrat. Sie war ausschließlich für das leibliche Wohl der Familie zuständig. Noch viele Jahre nach dem Tod von ihrem Ehemann pflegte sie zu sagen: „Vati hat gesagt…“

14. Die Zeit danach, anno 1992-2003

14.1 Tagestrukturierung

Antons Eltern haben sich unter seiner Schizophrenie nichts vorstellen können. Antons Mutter konnte noch nicht einmal dieses Wort „Schizophrenie“ richtig aussprechen können. Anton Eltern haben sich für ihn geschämt und ihn verleugnet. Sein Vater war maßlos enttäuscht von seinem Sohn Anton.

Ab etwa anno 1992 konnte Anton nicht mehr täglich für zwei Stunden als Behinderter in der Werkstatt bei seiner alten Elektro-Firma arbeiten, weil die Fertigung ins Ausland verlegt wurde. Dadurch hatte Anton keine Aufgabe mehr und saß die meiste Zeit daheim apathisch im Sessel. Seine Kinder Anja und Kerstin hatten ihren eigenen Freundeskreis und ihr Leben außerhalb der Familie. Antons Frau Sabine ging ins Büro arbeiten. Dadurch war Anton tagsüber allein.

Anton litt unter massiver Antrieblosigkeit und konnte sich nicht aufraffen, etwas zu unternehmen. Er konnte keine Zeitung lesen, oder Zeitschriften und Bücher. Anton konnte den Sinn der Sätze nicht erfassen und kam beim Lesen nicht bis zum Satzende, weil er blockiert war.

Manchmal hat Anton daher die Werbung und Reklame gelesen, um die Zeit totzuschlagen. Nach einiger Zeit begann Anton spazieren zu gehen, erst eine halbe Stunde und später dann 3 bis 4 Stunden.

Es galt, das Vakuum, diese gähnende Leere mit sinnvollen Tätigkeiten auszufüllen. Anton fing an, in sich zu spüren, was ihm guttut und was ihm schadet. Er fand intuitiv heraus, dass ein Leben in Einklang mit der Natur für ihn Balsam für seine kranke Seele ist. Was nach dem Trauma seines schlimmen „Computerwahns" auch einleuchtend ist. Naturnahes Leben hatte eine therapeutische Wirkung auf Antons Seele. Dadurch hat Anton der „romantischen" Facette seiner Persönlichkeit viel Freiraum verschafft und die „mathematische Facette" drastisch reduziert. Er reaktivierte seine damalige kindliche Fantasie.

Nach seinem Zusammenbruch anno 1985 und dem Ende der Klinik Aufenthalte und Therapiemaßnahmen fing Anton nun mühsam an, eine Tagesstruktur aufzubauen. Neben regelmäßigen 3-stündigen Radtouren hat Anton seiner Frau Sabine im Haushalt geholfen und seine Kinder Anja und Kerstin versorgt.

Antons Tag-Nacht-Rhythmus war nicht mehr vorhanden. Nachts war Anton immer wieder hellwach für ca. eine Stunde. Er ist dann an seinen Computer gegangen, spazieren gegangen oder saß auf der Terrasse. Dann hat er weitergeschlafen. So kam er insgesamt nur auf 4 Stunden

Schlaf. Das war zu wenig, weswegen Anton tagsüber im Sitzen oft eingeschlafen ist.

14.2 Verborgene Talente suchen

Anno 1985 waren mit dem Ausbruch von Antons Schizophrenie seine inneren und äußeren Strukturen kollabiert zu einem Vakuum. Also nicht nur die Tagestruktur, sondern auch seine bisherigen Vorlieben, Talente und Neigungen. Er hatte überdies das Gefühl, seine ganze Vergangenheit und Lebenslauf vergessen zu haben. Anton musste sich also neu erfinden. Er begann in sich hineinzuschauen, was ihm guttut und was ihm schadet. Er hat dann spontan ein Leben im Einklang mit der Natur gewählt, weil sein Wahn, ein Computer zu sein, rein technisch ausgeprägt war.

Er entdeckte anno 1998 sein Talent, zu schreiben. Das Schreib-Gen wurde ihm anscheinend in die Wiege gelegt. Er brauchte es nur zu aktivieren und auszufeilen. Das Schreiben wurde schließlich Antons wichtigstes Hobby. Seine Bücher umfassen autobiografische Texte, Zeitzeugenberichte und seine Familiengeschichte. Die Talente, die Anton in sich entdeckte, brauchte er nur durch gezielte Anwendung und Training fördern. Anstelle der ehemals dominanten mathematischen Facette hat er nun gezielt seine romantische Facette selbst gefördert, indem er Hobbys intuitiv wählte, welche seine kranke Seele pflegten, sozusagen als seelischer Wundverband.

14.3 Besuche beim Hausarzt

Der langjährige Hausarzt von Anton war all die Jahre der einzige Verbündete. Dieser Arzt hat von 1985-1988 Anton in die Psychiatrie eingewiesen, wenn es wieder notwendig war. Anton war aber nicht einsichtig und hat nach jeweils zwei Wochen die stationäre Behandlung eigenmächtig beendet. Er meinte dann immer, die Tabletten kann er auch zu Hause einnehmen.

Aber das individuelle Einstellen auf die Medikamente dauert nun mal etliche Wochen. Wenn es Anton schlecht ging, hat er in der Praxis angerufen, um den Hausarzt zu sprechen. Ab anno 1990 hatte Anton dann 14-tägige Gespräche bei seinem Hausarzt, etwa jeweils 30 Minuten.

Dieser Arzt hat ihm auch die Psychopharmaka verschrieben. Etwa anno 2000 bekam Anton motorische Störungen von seinem Neuroleptikum Glianimon. Beim Gehen ist Anton immer mit dem linken Fuß aufgestampft, was die Nebenwirkung von Glianimon war, welches er bis dahin 15 Jahre lang eingenommen hatte. Sein Hausarzt verschrieb ihm darauf Solian, was gerade auf dem Markt zugelassen wurde.

Dieses neue Medikament hatte aber keinerlei Dämpfung, welche müde macht. Die Psychose Symptome hat es zwar beseitigt, aber Anton war fast 15 Jahre wie gedopt ohne Tag-Nacht-Rhythmus und ohne „innere Bremse“.

14.4 Rauchen aufgegeben 1995

Anno 1995 war Anton so weit wiederhergestellt, dass er erfolgreich das Rauchen aufgegeben hat, obwohl er noch psychisch krank war. Anton hatte bis dahin eine Packung Zigaretten pro Tag geraucht. Die Zigaretten waren sein Seelentröster gewesen. Seither hat Anton bis heute nie wieder eine Zigarette geraucht. Diese Tatsache ist bemerkenswert, weil die meisten seiner Leidensgenossen rauchen.

Seine neue Tagesstruktur war vielfältig und seine Familienverhältnisse geordnet. Seine einzige Hilfe waren Nikotinpflaster, damit der Entzug abgemildert wurde. Anton fing an, naturnah zu leben, indem er viel spazieren ging und gärtnerte.

Nach anno 1995 hatte Anton zwar noch Symptome, aber er war psychisch stabil auf mittlerem Niveau. Er war allerdings willensstark und konnte sich gut abgrenzen.

15. Der Weg aus der Lebenskrise, anno 2003-2020

15.1 Hobbys pflegen und fördern

Seit März 2000 nimmt Anton regelmäßig das moderne Medikament Solian (400 mg täglich) ein, was ihm ermöglicht hat, seine Schizophrenie zu besiegen. Heute ist er zwar medizinisch betrachtet chronisch krank und arbeitsunfähig, fühlt sich aber selbst nicht mehr als psychisch kranker Mensch, sondern gesund. Mit Beginn seiner Solian-Medikation (heißt jetzt Amisulprid) im März 2000 hat es einige Monate gedauert, bis sich bei ihm eine Besserung eingestellt hat.

Anton hatte im Laufe der Jahre ab 1985, dem Ausbruch seiner Psychose, bis 2000 einfach verlernt, sich sinnvoll zu beschäftigen. Seine Antriebslosigkeit und Interesselosigkeit waren bei ihm fest etabliert, obwohl die Nebenwirkungen des bisherigen Medikaments Glianimon nun wegfielen. Sein Nervenarzt erwog schon, ihn zur Rehabilitation zu schicken, um zu lernen, den Alltag zu strukturieren und zu bewältigen.

Nach einigen Monaten jedoch fing er an, sich neue Interessen und Beschäftigungen zuzulegen in Form von neuen Hobbys. Er fing an, Rad zu fahren und ausgedehnte Radtouren zu unternehmen. Außerdem begann Anton zu fotografieren und zu schreiben. Sein erstes „Buch“, was er

2002 verfasst hat, war ein Gartenbuch über seinen umgestalteten Ziergarten, welches er mit selbst aufgenommenen Gartenfotos ausstattete.

Den Grundstock für seinen Sieg über die Schizophrenie legte Anton bereits dadurch, dass er schon ab etwa 1997 die faszinierende Welt der Stauden entdeckte und sich erschloss durch sein Studium von etwa 50 (!) Gartenbüchern, die er sich nach und nach kaufte. Anton hat zu dieser Zeit seinen Garten in einen naturnahen Staudengarten umgestaltet und darüber sein schon erwähntes bebildertes Gartenbuch (2002) verfasst.

Zu dieser Zeit begann er außerdem seine ihn umgebende Umwelt mit dem Fotoapparat zu erkunden und in seinen Bildbänden *Radtouren im Umkreis von seinem Wohnort (2003), Sein Dorf in Bildern (2003), nachtsüber sowie frühmorgens im Wiesengrund (2003)* zu dokumentieren.

Durch diese beiden Hobbys, die mittlerweile bei ihm allerdings eingeschlafen sind, wurden die emotionalen und mentalen Voraussetzungen für seine Genesung geschaffen. Er fing an, sich für seine Umgebung zu interessieren und identifizierte sich mit seiner Wahlheimatstadt. Da er diese Bildbände in der Nachbarschaft herumgezeigt hat, indem er an den

Haustüren klingelte, kam er in einen intensiveren Kontakt zu seinem sozialen Umfeld.

Durch die Wiederentdeckung seiner Kindheit im Hinblick von Emotionalität und Mentalität entwickelte er ein Heimatgefühl und eine Zugehörigkeit gegenüber Wahlheimat und Wohnort. Dass er Zeitungszusteller in seinem Dorf geworden ist mit einem eigenen Bezirk ist eine logische Konsequenz daraus.

Als er im August 2000 anfing, Rad zu fahren, hat er zuerst das Damenfahrrad von Sabine benutzt und hat nur Kurzstrecken zurückgelegt, z. B. in die Nachbardörfer. Sabines Rad war jedoch viel zu klein für ihn und der Sattel viel zu niedrig. Er hat schließlich das Herrenrad von seinem verstorbenen Vater benutzt, welches größer war und eine funktionierende 3-Gang-Nabenschaltung besaß.

Dieses Rad hatte einen größeren Rahmen und war daher bequemer für ihn. Da Anton das Radfahren anfing, Spaß zu bereiten, reifte in ihm der Wunsch, ein eigenes Rad zu kaufen mit einer 7-Gang-Nabenschaltung, um die Brückenrampen und kleineren Berge rund um seinen Wohnort besser hoch fahren zu können, ohne abzusteigen und das Rad zu schieben.

Er hat sich dann für 900 DM beim Fahrradhändler in seinem Dorf ein Cityrad (Marke Epple) mit 7-Gang-Nabenschaltung im Juli 2001 gekauft.

Mit seinem neuen Rad hat er ausgedehnte Touren unternommen. Damals stand bei ihm das Naturerlebnis im Vordergrund, und die gleichzeitige sportliche Betätigung war für ihn Nebensache. Er fing nach einiger Zeit an, die Landschaft mit ihren Bergen für sich zu entdecken, wobei er allerdings sein Rad bergauf jedes Mal schieben musste.

Anton hat schließlich vom Fahrradhändler sich hinten das größte käufliche Ritzel und vorne das kleinste erhältliche Kettenblatt montieren lassen. Mit dieser erzielten Untersetzung konnte er nun auch normale Berge (bis 8% Steigung) hochfahren. Er war damit sogar auf einem Berg in der Nähe (im Winter bei Schnee), wobei er allerdings die ganz steilen Abschnitte das Rad schieben musste.

Zu dieser Zeit fing Anton auch an, sein Körpergewicht schrittweise drastisch zu reduzieren von 127 kg auf 97 kg heute. Die sportliche Betätigung beim Radfahren gewann für ihn an Bedeutung, da er Gefallen an der Bewegung fand. Schließlich hat er dann ein Crossrad (Marke Winora) mit 27-Gang-Kettenschaltung beim Fahrradhändler für reduzierte 520 Euro (anstelle 690 Euro) im November 2005 spontan gekauft. Da er ab Oktober 2003

Urlaubsvertretung als Zeitungszusteller öfters machte, hatte er Geld gespart.

Dieses neue Rad besaß normal übliche Felgenbremsen, allerdings die hochwertigen Magura Hydraulikbremsen. Da er hauptsächlich anfing, Bergstrecken zu fahren, musste er alle 1200 km die Bremsbacken wechseln, also etwa alle 6 Wochen. Auch die gefederte Sattelstütze wippte und drehte sich beim Treten, besonders bergauf.

In Anton reifte auf Anraten seines Fahrradhändlers die Absicht, ein teures Rad in der 2000-Euro-Preisklasse zu kaufen. Im Dezember 2005 übernahm er als Stammzusteller einen eigenen Zeitungszustellbezirk von seinem plötzlich verstorbenen Vorgänger. Dadurch waren für ihn die erforderlichen finanziellen Voraussetzungen für diesen Kaufwunsch gegeben.

Im September 2006 hat er beim Fahrradhändler im Nachbardorf ein Crossrad (Marke Ghost) mit 27-Gang-Kettenschaltung (Shimano XT) und hydraulischen Scheibenbremsen (Shimano XT) für 1500 Euro bestellt, welches wegen der großen Nachfrage erst im Januar 2007 geliefert wurde. Dazu hat Anton sein altes Crossrad in Zahlung gegeben. Bis Oktober 2007 ist er damit bereits 8000 km gefahren.

Das erste Mal musste er erst nach 4600 km die Bremsbeläge hinten wechseln. Die Bremsbeläge hielten also etwa 4-mal so lange, wie bei der Felgenbremse zuvor. Die vorderen Bremsbeläge hat er nach 8000 km immer noch nicht getauscht. Er schätzt, dass es erst nach 10.000 km nötig wird. Bei dem alten Crossrad hielten die vorderen Bremsbeläge auch nicht länger als die hinteren. Mit dem derzeitigen Crossrad hat sein sportlicher Ehrgeiz das Naturerlebnis überflügelt. Mit dem Radsport hat Anton sein Körpergewicht drastisch um etwa 30 kg reduziert, welches er nun auch dauerhaft halten kann.

In den letzten 12 Monaten ist er 13.800 km (insgesamt mit beiden Rädern) mit dem Fahrrad gefahren. Seine bisher weiteste Tour hat er am 06.05.07 gemacht mit 121 km bei einer Durchschnittsgeschwindigkeit von 18,0 km/h und bei kühler Witterung (18-20°C), überwiegend im Flachland. Dabei ist ihm eine Speiche im Vorderrad gerissen, so dass er mit einem Achter im Vorderrad heimwärts radeln musste.

Sein erster Text, den er 2002 verfasst hat, war für ein Gartenbuch mit dem Titel „Dokumentation einer Gartenumgestaltung“ bestimmt. Da er damals den PC nicht bedienen konnte, haben Antons Familienangehörigen dabei geholfen. Er hat dazu die

Texte mit Kugelschreiber auf Konzeptpapier entworfen und ihnen diktiert zur Eingabe in den PC.

Durch seine Autorentätigkeit hat Anton sein Dasein und seine Herkunft in allen seinen Facetten ausgeleuchtet und methodisch aufgearbeitet und niedergeschrieben. Dabei bediente er sich unterschiedlicher schriftstellerischer Instrumente, von der Chronik über den Bericht, der autobiografischen Beschreibung und dem Bildband bis hin zur Analyse. Durch diese ihm selbst auferlegten Schreibtherapie hat er psychologische und soziale Zusammenhänge in seinem Leben sich selbst vergegenwärtigt, was entschieden zur Überwindung seiner Psychose beigetragen hat. Dabei hat er sich auch seine traumatischen Erlebnisse seiner Schizophrenie von der Seele geschrieben.

Im Dezember 2005 fing Anton an, den PC für sich als Autor zu erschließen. Er hat sich schrittweise umfassende Kenntnisse in dem Schreibprogramm Microsoft Office Word 2003 angeeignet. Sein erstes Manuskript, welches Anton am PC allein erstellt hat, wurde von ihm allerdings noch umständlich zuvor handschriftlich verfasst, aufbereitet und dann abgeschrieben bei der Eingabe in den PC.

Durch den Trainingseffekt war er schließlich in der Lage, fertig ausformulierte Text aus seinem Kopf direkt in den PC einzutippen. Sein größtes Schreibprojekt war bisher die 270 Druckerseiten starke Chronik **Mein Lebensweg im Wandel der Zeitgeschichte (2007)**, welche er im Buchladen doppelseitig hat drucken und als Hardcover binden lassen.

Anton hat seine autobiografischen Texte allesamt der Nachbarschaft von ihm zum Lesen gegeben. Dadurch hat er seine Situation als Schizophreniekranker verbessert, für sich Normalität geschaffen und wird von seinem sozialen Umfeld akzeptiert, so wie er ist.

Anton hat sich einen Minijob bei der Zeitung gezielt besorgt. Im Sommer 2003 hat er bei seiner Tageszeitung angerufen und gefragt, ob er als Zeitungszusteller arbeiten kann. In seiner Siedlung hatte er früh morgens um 5.30 Uhr oft den Zusteller bei seiner Arbeit beobachtet und fand Interesse an dieser Zustelltätigkeit. Anton hat zwei Jahre in seinem Wohnort als Vertretung gearbeitet, u. a. auch in seiner Siedlung. Im Dezember 2005 hat er als Stammzusteller einen eigenen Zustellbezirk in seinem Dorf übernommen, nachdem sein Vorgänger unerwartet verstorben war.

Er macht diese Tätigkeit sehr gerne und gewissenhaft. An Reklamationen bekommt Anton im Jahr gerade mal 4 Stück. Er hat die ersten Jahre die Zeitung schon zwischen 2:30 und 4:00 Uhr zugestellt. Oft ging er vorher noch 30 Minuten spazieren und wartet auf den Transporter (Lieferwagen) von der Zeitung. Nach dem Zeitung austragen legte Anton sich oft noch etwa 2 Stunden hin. Danach machte er dann meistens eine Fahrradtour.

Die zuvor geschilderten Interessen von Anton haben bewirkt, dass er seine chronische Psychose besiegt hat. Die aufgeführten Maßnahmen hat er ohne Zwang freiwillig durchgeführt seiner Eingebung folgend, indem er in sich gelauscht hat, was ihm guttut und was ihm schadet.

Anton hat aus Schwächen Stärken gemacht und hat besonders viele Dinge unternommen, die ihm vorher Angst bereitet haben und die ihm heute nichts mehr ausmachen. Anton hat mit Beharrlichkeit aus dem Labyrinth seiner Schizophrenie herausgefunden und musste dabei auch Widerstände in seiner Familie überwinden. Dabei war sicherlich sein früheres Ingenieurstudium hilfreich, da sein analytisch geschulter Verstand das Werkzeug war, die Psychose zu überwinden.

Heute hat sich Antons Schizophrenie verkapselt, und er fühlt sich nicht mehr als seelisch kranker Mensch. Medizinisch ist er allerdings chronisch krank. Wenn man ihn in eine Norm-Schablone pressen würde, ginge es ihm wieder schlechter. Antons seelische Balance, zu der er gefunden hat, wird erreicht durch trainierte Verhaltensmuster, wiederentdeckte Wertvorstellungen, neu erworbene Emotionalität und naturnahen Lebensstil.

15.2 Leben ohne Tag- Nacht-Rhythmus

Bis etwa anno 2018 hatte Anton keinen festen Tag-Nacht-Rhythmus. Nachts ist er oft spazieren gegangen um die Häuserblocks, weil er hellwach war und nicht schlafen konnte. Bei Vollmondnächten war der Mond sein treuer Begleiter und die Schatten, die der Mond erzeugte, z. B. die der Schornsteine, zeichneten sich auf den Dächern ab und vermittelten ihm ein Gefühl der Geborgenheit und Heimat. Wenn Wolken am Nachthimmel vorhanden waren, kam es vor, dass eine einzelne Wolke ihm am Nachthimmel gefolgt ist auf seinem Rundgang. Tagsüber ist Anton dann oft weggedöst und im Sessel eingeschlafen.

15.3 langfristige Ziele verfolgen

In den letzten 25 Jahren fand Anton für sich heraus, dass es Balsam für seine kranke Seele ist, zu gestalten in Wort und Bild, um so seine Befindlichkeit seinen Angehörigen und Ärzten mitzuteilen. Den Erfolg seines Vorgehens spürte Anton innerlich selbst durch das Verschwinden der Symptome, das Erzielen seiner Ausgeglichenheit und Gelassenheit. Über das Fotografieren und Staudengärtnern gelangte er zum Schreiben als Hobbyautor.

Das Schreiben hat Anton die letzten 20 Jahre schrittweise vervollkommnet und auf seine Person zugeschnitten. Dabei hat Anton einige Jahre lang gewechselt in die Ahnenforschung und ist nach Abschluss dieser zum Schreiben zurückgekehrt. Mittels dieser Hobbys hat Anton neben dem Mountainbiking, seine Lebenssituation verbessert, ein Umstand, der auch seinen Angehörigen zugutekommt, weil er dadurch ihnen selbst helfen kann, wenn nötig.

Die für ihn richtigen Hobbys hat Anton intuitiv selbst gefunden, indem er bei jeder Änderung seiner Gewohnheiten und Tätigkeiten in sich gehört hat, um zu erfahren, was ihm hilft und was ihm schadet. Diese Sondierung lief über viele Jahre hinweg und half ihm langfristig diesen Kurs zu verfolgen.

Als sein wichtigstes Hobby hat sich für Anton die letzten 25 Jahre das Schreiben erwiesen, weil ihm dadurch sein Lebenslauf ihm Hinblick auf seine Familiengeschichte bewusster geworden ist bezüglich seiner Stärken, Schwächen, Vorlieben und seines Charakters. Anton fand dabei heraus, dass es heilsam für seine kranke Seele ist, sein Leben von sich, seinen Angehörigen und seiner Verwandtschaft niederzuschreiben. Ihm nahestehende Personen leben in seiner Erinnerung und seinen Büchern nach ihrem Tod weiter. So ist Anton beim Ausprobieren anderer Hobbys, die er auch einige Jahre ausübte, immer wieder zum Schreiben zurückgekehrt.

15.4 Kurskorrekturen vornehmen

Spätestens nachdem Anton anno 1995 mit dem Rauchen erfolgreich aufhörte, hat er schrittweise Kurskorrekturen in seinem Leben vorgenommen. Anton war starker Raucher gewesen und hatte ganz braune Finger vom Nikotin. Mit einem eisernen Willen hatte er seine Nikotinsucht bezwungen, obwohl das Rauchen seine Psyche aufhellte.

Insofern besaß Anton einen eisernen Willen, Dinge in seinem Leben zu ändern und Gewohnheiten zu überdenken.

Es war nicht alles schlecht und falsch bis jetzt gewesen, zumal er erfolgreich gewesen war. Aber er hatte in einigen Punkten stark übertrieben. Viele Fehler sind Anton bewusst geworden beim Schreiben seiner Memoiren und in Gesprächen mit seinen Ärzten. Diese Selbsterkenntnis über seine Person nutzte Anton unbewusst, Korrekturen durch Ausprobieren im Alltag zu testen.

Er fand schnell heraus, dass ein naturnahes Leben „im Einklang mit der Natur und mit sich selbst“ Balsam für seine kranke Seele ist. Der erste Schritt dazu waren seine täglichen 3- bis 4-stündigen Spaziergänge in der Natur rund um seinen Wohnort. Die ersten Jahre litt er dabei noch unter diffusen Ängsten (Phobien).

Anton räumte in seiner Seele seiner romantischen Facette mehr Platz ein auf Kosten seiner mathematischen Facette. Die mathematische Facette nutze er nur für seine Schreibtherapie, Ahnenforschung, etc. Im Alltagsleben dominierte in Antons Bewusstsein eindeutig die romantische Facette, wodurch seine Seele gestreichelt wurde. Er bemerkte es selbst dadurch, dass in bestimmten Situationen eine leichte Euphorie sich einstellte. Dieser Sachverhalt war die wichtigste Kurskorrektur in Antons weiterem Leben. Durch konsequente Anwendung dieser Erkenntnis sind im Laufe vieler Jahre Antons Symptome immer weniger geworden. Somit war das die wichtigste Kurskorrektur, die Anton erfolgreich vornahm.

15.5 Termine beim Psychiater

Ab anno 2000 ging Anton dann regelmäßig zu einem niedergelassenen Psychiater, der ihm das neue Neuroleptikum Solian verordnete. Zu Beginn hat dieser Arzt alle bisherigen Aufenthalte von Antons bisherigen Kliniken, Ärzten und Therapeuten angefragt wegen der Übermittlung der jeweiligen Krankenakten. Anton hat dann im Laufe der Jahre ein Vertrauensverhältnis zum neuen Psychiater gefunden.

16. Symptomfrei, anno 2020-2023

Krankheitsverlauf (Tabelle)

Jahr	**Psychische Beschwerden**	**Leidensdruck**
0-1972	gesund	null
1973-1979	Reaktive Depression	schwach
1980-1984	Prodromalphase	mittel
1985	Akute Psychose	stark
1986	Suizidversuch	stark
1986-1992	Postpsychotische Depression	stark
1993-2003	Allmähliche Besserung	mittel
2004-2020	stabil	schwach
2020-2023	symptomfrei	null

Die reaktive Depression resultierte aus der Unterdrückung der romantischen Facette durch die mathematische Facette während des Studiums (zwei konträre Seelen in Anton).

Mit Beginn der Corona Pandemie im Januar 2020 konnte Anton nicht mehr seine monatlichen einstündigen Gespräche bei seinem Hausarzt führen. Diese Therapie diente der Stabilisierung seiner Psyche. Auch jetzt, 3,5 Jahre später muss Anton darauf verzichten. Es ist ihm äußerst schwergefallen, dass zu akzeptieren.

Aber im Laufe der Zeit hat Anton erkannt, dass diese regelmäßigen Gespräche über viele Jahre hinweg eine liebgewonnene Gewohnheit in seinem Leben geworden waren. Therapeutisch brauchte Anton nämlich diese Gespräche nicht mehr, weil er unbemerkt wieder gesund geworden war.

Trotz jahrelanger Therapie-Pause ist keinerlei Verschlechterung in Antons Psyche aufgetreten. Soziale Kontakte, stabile Tagesstruktur, körperliche Bewegung, gesunde Ernährung und seine vielen Hobbys haben diese Besserung bewirkt.

Somit ist Anton jetzt symptomfrei und er kann ganz allmählich unter ärztlicher Anleitung seine Medikamente reduzieren.

Einen besonders großen Anteil daran haben das Radfahren und das Schreiben. Seine persönliche Therapie ist schon längst das ungefilterte Aufschreiben seiner Gedanken auf Papier mittels seines Notebooks geworden. Nach nunmehr 25 Jahren intensiven Schreibens sind immer noch genug Ideen vorhanden.

17. Warum Lehre emotional wichtiger als Studium

Antons Wiege stand in einem kleinen Dorf, wenige Jahre nach dem Zweiten Weltkrieg, den sein Vater als Soldat unversehrt Gott sei Dank überlebt hatte. Dieser Geburtsort in einem mehrere Jahrhunderte alten, Stroh gedeckten Bauernhaus hat Anton maßgebend geprägt bezüglich seiner mentalen Ausrichtung und emotionalen Gefühlswelt. Denn obwohl seine Eltern mit ihm 1-jährig in die Großstadt gezogen sind und er dort aufwuchs, ist er vom Naturell her ein romantischer, sensibler Mensch mit einer starken inneren Bindung zum ländlichen, bäuerlichen Idyll. Anton war bereits als Kind sehr fantasievoll und kreativ und zeigte gleichzeitig frühzeitig technisches Interesse, aber auch eine Neigung zur Biologie.

Im krassen Gegensatz dazu liegt seine überdurchschnittliche Intelligenz in der Mathematik und Physik. Anton liebt es, komplexe Sachverhalte zu analysieren, je anspruchsvoller, umso besser, und bevorzugt doch das schlichte Leben im kleinbürgerlichen Milieu.

Er war ein guter Handwerker, aber auch ein guter Theoretiker. So hat Anton damals vor 42 Jahren in seinem Haus mit Begeisterung in Eigenleistung als Maurer,

Schreiner, Heizungsmonteur, Sanitärmonteur, Fliesenleger, Elektriker den kompletten Dachgeschossausbau allein gemacht. Mit genauso viel Enthusiasmus hat er während seines Ingenieurstudiums sich mit der Einstein'schen Relativitätstheorie beschäftigt, welche an seiner Hochschule auch gelehrt wurde und welche notwendig war, die Theorie der damaligen Elektrotechnik zu verstehen. Er war begeistert, etwas zu lernen über Massenzuwachs, Zeitverschiebung, Inertialsysteme, Gravitation, Krümmung in Raum und Zeit, etc. pp. Anton hat sich auch privat damit beschäftigt und viel darüber gelesen. Über Schwarze Löcher, durch die man in Paralleluniversen gelangte, über den Urknall, Supernova, etc. pp. Er könnte heute noch, Jahrzehnte später, über dieses Wissensgebiet ein Referat halten. Die Kenntnis davon ist genauso eine Facette seiner Seele, wie sein Hang zur Romantik und zur ländlichen Idylle.

In seinen Erinnerungen an seinen Stahlkonzern spiegelt sich seine romantische (emotionale) Seite in ihm. Weil die Industrieanlage in den 50er Jahren gebaut worden war, hat Anton als Starkstrom-Elektriker in den 60er Jahren eine „romantische Industrielandschaft" kennen gelernt. So in etwa, als wenn man die „Romantik einer Dampflokomotive" mit dem „sterilen Design eines ICE-Triebkopfes" vergleichen würde. Sein Beruf des Starkstrom-Elektrikers war aus dem Beruf des Schlossers hervorgegangen. Der Beruf des Schlossers stammt historisch vom Beruf des Schmieds ab. Deshalb wurde er während seiner Lehre als Elektriker, Schlosser und Schmied geschult. Damals gab es noch keine Elektronik, sondern nur Röhrentechnik und Feinmechanik. Die Steuerungen waren in Schützentechnik (Relais) realisiert. Das war noch eine Technik zum Anfassen und Begreifen. Automatisierung gab es auch noch nicht, weil Computer unbekannt waren. Stattdessen wurden die Walzstraßen von Steuerleuten manuell gefahren, so wie man früher Auto fuhr.

Bei den Facharbeitern herrschte eine kameradschaftliche Kumpel-Mentalität vor, was Anton sehr gefiel. Viele von ihnen brachten im Henkelmann noch ihr warmes Mittagessen von zu Hause mit. Ihr Jargon lehnte sich an den der Kohlekumpel unter Tage im Bergbau. Ein freier Tag nannten sie z. B. „Waschtag“. Weil sein Arbeitsplatz überschaubar war, konnte er genau erkennen, welche Rolle er im gesamten Arbeitsprozess spielt. Er hatte also direkt eine persönliche Erfolgskontrolle im Gegensatz zu heute.

An einem weiteren Beispiel erkennt man die von Anton verspürte Romantik: Im Erz Hafen, wo die Erzfrachter gelöscht (entladen) wurden, musste er als Lehrling hoch oben an einem Holzmast (etwa 8 m hoch) die Beleuchtung wechseln, weil diese defekt war. Dazu schnallte er sich Steigeisen mit viele Dornen an die Arbeitsstiefel und ist dann wie ein Affe den glatten Holzmast hochgeklettert. Hoch oben hat Anton sich mit einem Sicherheitsgurt gesichert, um beide Hände frei zu haben für den Lampenwechsel.

Vereinfacht gesagt, stellt Anton folgende Gleichungen auf: Dampflok = Stahlkonzern = Romantik

ICE-Triebkopf = Elektrofirma = Mathematik

Als Ingenieur hat Anton offiziell in der Projektleitung und in der Standardisierung (Steuerungstechnik) von Walzwerken im ÜT - Kreis (mittlerer Führungskreis) als Projektierung - Ingenieur gearbeitet. Weil seine Intelligenz in der Mathematik und Physik fokussiert ist, hat sein Verstand und Perfektionismus seine Emotionalität erdrosselt. Seine Vorgesetzten waren Vaterfiguren, denen er es recht machen wollte, sowie als Kind bzw. Jugendlicher seinem Vater. Er war auch nie krank, erfüllt von preußischer Pflichterfüllung. Antons Vater litt unter Asthma und hat sich krank zum Dienst geschleppt. Sein Dienstherr durfte es nicht wissen.

Antons Elektrofirma war damals noch eine Art „Familienbetrieb“ und es gab viele soziale Leistungen.

Damals blieb man bis zur Rente seiner Firma treu. Scherzhaft gesagt, war er im damaligen Sprachgebrauch ein „XXXX-Beamter“. Antons im Studium begonnene Abstumpfung seiner Emotionalität wurde durch seine Elektrofirma noch beschleunigt bis zum endgültigen Kollaps. Seine Strebsamkeit wurde durch den Arbeitgeber befeuert, als er in den mittleren Führungskreis aufstieg. Anton wuchs mit seinen Aufgaben und wurde zum Workaholic.

Wobei sich wieder die Frage stellt: Was war zuerst da: „die Henne oder das Ei“. Hat Antons Arbeitssucht den Kollaps bewirkt, oder hat die Stoffwechselstörung in seinem Gehirn die Arbeitssucht bewirkt.

18. War der Zusammenbruch vermeidbar

◊ NEIN

◊ Antons Zusammenbruch anno 1985 war „damals“ weder vorhersehbar noch vermeidbar und hat nichts mit seiner Berufswahl zu tun.

◊ Als Förster oder Biologe zum Beispiel wäre auch der Kollaps eingetreten.

◊ Die Ursache war ein Mix aus einer Stoffwechselstörung im Gehirn, preußischer Erziehung, Perfektionismus, väterlicher Dominanz (Vaterfigur), Strebsamkeit (also angeborene oder durch Erziehung erworbene Charaktereigenschaften)

◊ ABER: Der Auslöser war eine langjährige Stresssituation mit enormer psychischer Überlastung von Anton in der Projektleitung bei einem Großauftrag von Antons Elektrofirma 1982.

◊ Erste Symptome traten jeweils kurzzeitig für wenige Stunden während Antons Pubertät auf (Vorboten der Schizophrenie hatte er schon mit etwa 15 Jahren, anno 1965). Die ärztliche Diagnose erfolgte erst mit 35 Jahren nach dem Kollaps, anno 1985 und damit seine persönliche Erkenntnis, dass er krank ist.

19. Mathematik ist romantisch

Im Rückblick auf sein Leben stellt Anton fest, dass die Mathematik für ihn „romantisch“ war. Nur die Dosierung stimmte nicht. Er hat sich seit anno 1985 nie mehr mathematisch betätigt. Aber nach fast 40 Jahren Auszeit sind alle mathematischen Gesetze und Formeln noch in seinem Gedächtnis gespeichert. Ehrlich, wirklich wahr.

Wenn er an Differentialgleichungen, Integralrechnung, Fourier Analyse, Vektorrechnung, komplexe Zahlen, etc. pp. denkt oder schreibt, streichelt das seine Seele im Sinne von wohlfühlen. Er nennt es „Romantik“. Denn diese Materie war für Anton keinesfalls knochentrocken, sondern emotional angelegt.

Weil die letzten 20 Jahre die Digitaltechnik die alte Analogtechnik verdrängt hat, können das sicherlich nur die älteren Leser nachvollziehen. Denn wenn eine Technik überholt ist, weil nicht mehr zeitgemäß, verschwindet auch die dazugehörige Mathematik.

Nach dem Motto: „ein gebranntes Kind scheut das Feuer“ hat Anton sich seit anno 1985 nie mehr mit Mathematik beschäftigt. Zum einen war das wohl eine seelische Schutzmaßnahme, zum anderen, weil Anton nicht mehr als Ingenieur gearbeitet hat.

20. Woher der vorliegende Buchtitel kommt

Beim Wahn bist du völlig schlaflos. Und hochgradig erregt, quasi unter Hochspannung. Deine Sinne nehmen deine Umwelt genauso war, wie dein Wahn es vorgibt. Daher bis du von der Realität abgekoppelt. Du siehst Dinge, die es nicht gibt. Du hörst Dinge, die es nicht gibt. Du riechst Dinge, die es nicht gibt. Du fühlst Dinge, die es nicht gibt. Du schmeckst Dinge, die es nicht gibt. Du hast Todesangst und kein Mensch auf der Welt kann dir helfen. Nur der Tod kann dir helfen. Daher der Buchtitel: "Jenseits jeglicher Realität"

21. Nachwort

Die Schizophrenie hat den größten Teil des Lebens von Anton überschattet. Da seine Schizophrenie sich unerkannt über viele Jahre hinweg stetig entwickeln konnte und dann manifestiert hat, war Antons Prognose sehr ungünstig und kaum Hoffnung auf Besserung oder gar Heilung. Am schlimmsten waren die postpsychotischen Depressionen anno 1986, wo Anton sich aufgegeben hat und fast als Pflegefall im Bett gelandet wäre.

Als Senior ist Anton dann endlich symptomfrei geworden. In dem vorliegenden Buch lässt Anton sein Leben in seiner Erinnerung noch einmal an sich vorbeiziehen und betreibt dabei eine detaillierte Ursachenforschung, warum er krank wurde.

Als Indikatoren für Antons jetzige Null-Symptomatik zählen:

1. Ausgeprägter Tag- Nacht-Rhythmus
2. Zeit bleibt nicht stehen, egal ob hektisch oder faul
3. Leute reden nicht über ihn
4. Keine Angst vor Nähe
5. Keine Intrigen gegen ihn
6. Situationen sind nicht inszeniert
7. Leute ignorieren ihn nicht

8. Innerlich nicht erregt (auf- und ab-laufen)

Beim Rückblick auf sein Leben stellt Anton fest, dass er seine Schizophrenie voll angenommen hat, jetzt wo er symptomfrei geworden ist. Er blickt nicht im Zorn zurück und bedauert die verlorenen Jahre nicht. Trotz allem hatte Anton ein erfülltes Leben im Kreis seiner Familie. Er hat die Kindheit seiner Kinder Anja und Kerstin begleitet und sie gemeinsam mit Sabine großgezogen.

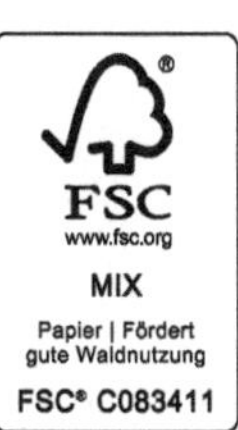

Zeitfracht Medien GmbH
Ferdinand-Jühlke-Straße 7
99095 Erfurt, Deutschland
produktsicherheit@kolibri360.de